中国博士后科学基金资助（2021M693753）
重庆文理学院科研启动基金（R2020FYX07）

糖尿病视网膜病变病理机制及药物治疗研究进展

主编 ◎ 欧科鹏　李尤简

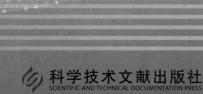

科学技术文献出版社
SCIENTIFIC AND TECHNICAL DOCUMENTATION PRESS
·北京·

图书在版编目（CIP）数据

糖尿病视网膜病变病理机制及药物治疗研究进展／欧科鹏，李尤
简主编. — 北京：科学技术文献出版社，2022.9
ISBN 978-7-5189-8515-9

Ⅰ.①糖⋯　Ⅱ.①欧⋯　②李⋯　Ⅲ.①糖尿病—并发症—视网膜
疾病—防治　Ⅳ.①R587.2　②R774.1

中国版本图书馆CIP数据核字（2021）第215516号

糖尿病视网膜病变病理机制及药物治疗研究进展

策划编辑：张　蓉　责任编辑：张　蓉　张　波　段思帆　责任校对：张　微　责任出版：张志平

出　版　者　科学技术文献出版社
地　　　址　北京市复兴路15号　　邮编　100038
编　务　部　（010）58882938，58882087（传真）
发　行　部　（010）58882868，58882870（传真）
邮　购　部　（010）58882873
官　方　网　址　www.stdp.com.cn
发　行　者　科学技术文献出版社发行　全国各地新华书店经销
印　刷　者　北京地大彩印有限公司
版　　　次　2022年9月第1版　2022年9月第1次印刷
开　　　本　850×1168　1/32
字　　　数　145千
印　　　张　5.5　彩插16面
书　　　号　ISBN 978-7-5189-8515-9
定　　　价　28.00元

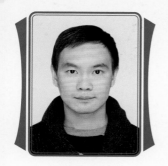

欧科鹏

● 学习经历

硕士（石河子大学）在读期间，曾于英国布里斯托大学（University of Bristol）医学院进行半年访问学习，后在英国布里斯托大学医学院和德国杜塞尔多夫大学（Heinrich Heine University）数学与自然科学学院进行 4 年联合培养博士学习并取得学位。

● 专业特长

致力于糖尿病视网膜神经血管病变研究，了解并掌握该领域国内外研究前沿动态，具有开阔的视野、扎实的理论基础、熟练的实验技能和独立分析问题、解决问题的能力。

● 学术成果

参与并完成课题 2 项；发表学术论文 10 余篇，以第一作者发表与新生血管相关的高水平研究论文 3 篇、会议论文 3 篇，累计影响因子超过 50 分。

● 所获奖项及荣誉

主持和参与中国博士后科学基金、国家自然科学基金及校创新基金 10 余项。

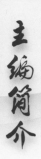

主编简介

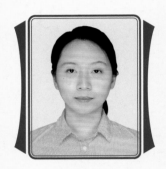

李尤简

● **学习经历**

基础兽医学专业硕士（石河子大学），曾于英国布里斯托大学（University of Bristol）医学院进行访问学习，研究课题为神经肽与糖尿病视网膜病变的分子机制研究。

● **专业特长**

主要从事神经肽 P 物质和神经肽 Y 调控神经节细胞与血管内皮细胞的分子机制验证、细胞表型实验和糖尿病视网膜病变动物模型构建的研究工作。

● **学术成果**

参与并完成课题 2 项；发表与新生血管相关的高水平研究论文 3 篇。

本书记录了笔者于英国布里斯托大学（University of Bristol）医学院和德国杜塞尔多夫大学（Heinrich Heine University）数学与自然科学学院攻读博士学位期间的研究内容，以及回国后进入博士后科研工作站以来的研究成果。笔者曾于硕士研究生在读期间前往英国作访学交流，并在攻读博士研究生的近 5 年内，有幸师从英国布里斯托大学的 Andrew D. Dick 教授和德国杜塞尔多夫大学的 Stefen Schrader 教授，二人均在眼科学临床和科研上有很高的造诣。在他们的指导下，笔者完成了博士研究生毕业论文，并受益匪浅。

目前，全球高发的糖尿病视网膜病变已是造成成年人视力下降的主要原因。随着糖尿病患者人数的增加，糖尿病视网膜病变的发病率也在不断增加，虽然笔者不是临床医师，但希望可以通过全面的基础理论研究来帮助患者。生命科学总是相融相通，不同器官、不同种属，如动物和植物之间都息息相关。

繁冗的文献常会让笔者感到眼花缭乱，将基础研究转化成临床应用任重道远，但整理本书的过程也是一个契机，使笔者对现阶段掌握的知识进行了一个系统梳理。笔者不仅研读了该领域科研工作者的论文和会议报告，还了解了国际前沿的大量的眼科学文献，引领着笔者对未知科学问题的不断探索。目前，笔者正在华中科技大学同济医学院附属协和医院学习肿瘤与免疫治疗的相关知识，同时也接触到最前沿的科学研究，这些知识帮助笔者更好地了解眼睛中一些潜在的致病机制，最新的研究进展使笔者意识到自己在过去一些科学问题上的局限性，同时又发现一些有趣的新方向等待笔者去探寻答案。

科学研究是孤独的又是热闹的：拖着几十公斤的行李，乘坐十几个小时的飞机到陌生的城市是孤独的，起早贪黑走半个小时去实验室是孤独的，几个月的时间里探索未知科学问题却未得到理想结果是孤独的，一遍又一遍地重复实验是孤独的；同导师、同事探讨后找到新的实验思路是热闹的，得到的实验图片显示结果差异显著是热闹的，到全世界顶尖科研机构学习交流是热闹的，在论坛中和世界各地的科研学者分享经验是热闹的，投出的文章获得同行认可并得以发表是热闹的……科研工作者就是这样，在艰苦而又责任重大的道路上前行，"路漫漫其修远兮，吾将上下而求索"，仅以此书献给漫漫科研路上的同道中人。希望借此书为我国眼科学和医药学等相关领域的青年科研工作者、教师或即将进入这个领域的学生带来参考。

　　本书最后以文献引用的方式对全世界各地科研工作者做出的贡献表示由衷的感谢。另外，对于 Liu Lei 博士、Sonja Mertsch 博士、Dave Copland 博士、Sofia Theodoropoulou 博士、Liu Jian 博士、Wu Jiahui 博士、陈中祝院长和唐典勇院长对笔者的支持与协助，以及同事和朋友对笔者的关心，在此一并表示感谢！

第一章

视 网 膜

第一节　人眼结构

眼睛是人体的视觉器官，由眼球、视路及眼附属器三部分组成（图 1-1-1，文后彩图 1-1-1）。

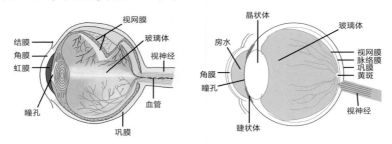

图 1-1-1　人眼结构

一、眼球

眼球略呈圆形，位于眼眶内，正常成年人眼球的前后径约为 24 mm。眼球又分为眼球壁和球内容物两部分。

眼球壁由外膜、中膜、内膜三层组成。最外层为外膜，其前 1/6 稍前凸且透明部分为角膜；后 5/6 不透明白色部分为巩膜，其质地坚韧；中膜为葡萄膜，由前向后为虹膜、睫状体、脉络膜三部分。

内膜为视网膜，由四层视细胞组成，最主要的是圆锥细胞和杆状细胞。

眼内容物包括房水、晶状体、玻璃体，三者均是无色透明的，并具有一定的屈光指数，与角膜构成眼的屈光系统（表 1-1-1）。

二、视路

视路为神经传导的通路。当视网膜受到光刺激后，产生神经冲动，由视觉纤维传导，经视神经、视交叉、视束、外侧膝状体、视放射到达大脑皮层枕叶的视觉中枢，形成视觉（图 1-1-2，文后彩图 1-1-2）。

表 1-1-1　人的眼球结构

眼球壁	外膜层：维持眼球形状、保护眼内组织	角膜	眼球前部，1/6，透明
		巩膜	眼球后部，5/6，不透明，乳白色，质地坚韧
	中膜层：具有丰富的色素、血管	虹膜	环圆形、位于晶状体前，不同种族人的虹膜颜色不同，中央有 2.5 ~ 4 mm 的瞳孔
		睫状体	前接虹膜根部，后接脉络膜，外侧为巩膜，内侧与晶状体相连；产生房水，以舒张和收缩调节眼的屈光能力
		脉络膜	位于巩膜和视网膜之间，血循环营养视网膜外层，具有丰富色素，起遮光暗房的作用
	内膜层	视网膜	透明，视觉形成神经信息传递的最敏锐区域
眼内容物	房水		由睫状突产生，提供营养、维持眼压
	晶状体		有弹性、透明、形如双凸透镜，位于虹膜、瞳孔之后，玻璃体之前
	玻璃体		位于晶状体后，充满于晶状体与视网膜之间的空腔里，约占眼球内腔的 4/5；无色透明，半固体，呈胶状，类似于玻璃样的物质，其主要成分是水，具有屈光、固定视网膜的作用

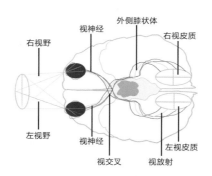

图 1-1-2　神经传导的神经通路

三、眼附属器

眼附属器位于眼球的周围，包括眼睑、眼眶、结膜、泪器及眼外肌，具有保护支持和运动眼球的作用。

　　眼睑覆盖于眼球表面的软组织，分上眼睑和下眼睑两部分，上、下眼睑于两侧相连处称为眦部，靠近耳侧为外眦，靠近鼻侧为内眦。

　　眼眶是容纳和保护眼球的骨腔，呈"漏斗状"，尖端向后，底边向前，眶壁有许多裂管或孔，为血管和神经的通路，眶腔内有丰富的脂肪，起减轻眼球震动和保护眼球的作用。

　　结膜为一层透明的黏膜，分为睑结膜、球结膜和穹隆结膜，这三部分结膜和角膜在眼球前面形成一个以睑裂为开口的囊状间隙，称结膜囊。结膜因联系眼睑和眼球，能使二者间形成平滑的接触面，以减少互相摩擦。结膜腺体分泌黏液，起到润滑眼球作用。

　　泪器由分泌泪液的泪腺和排泄泪液的泪道两部分组成，泪液中因含有少量蛋白、无机盐和溶菌酶，所以，泪液不但能起到保持眼球表面正常湿润度，还有一定抑菌能力，并可排出结膜囊内异物；泪道包括泪小点、泪小管、泪囊和鼻泪管。

　　眼外肌共有 6 条，包括上、下、内、外 4 条直肌和上、下 2 条斜肌，这些眼外肌起维持眼球正常转动的作用，让人们能看到四面八方的物体。

第二节　视网膜

一、视网膜的位置与结构

　　视网膜位于大多数脊椎动物眼球后方组织的光敏层，是与眼睛密切相关的脉络膜鞘和纤维层。组织学上，视网膜分为 10 层，从内层到外层依次是：①内部限制膜（internal limiting membrane，ILM）；②神经纤维层（nerve fiber layer，NFL）；③神经节细胞层（ganglion cell layer，GCL）；④内部网状层（inner plexiform layer，IPL）；⑤内核层（inner nuclear layer，INL）；⑥外丛状层（outer plexiform layer，OPL）；⑦外核层（outer nuclear layer，ONL）；⑧外部限制膜（outer limiting membrane，OLM）；⑨感光层（photoreceptor layer，PL）；⑩视网膜色素上皮层（retinal pigment epithelium，RPE）（图 1-2-1，文后彩图 1-2-1）。

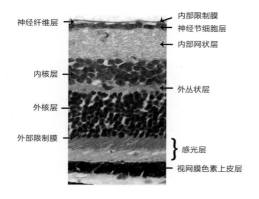

神经纤维层
内部限制膜
神经节细胞层
内部网状层
内核层
外丛状层
外核层
外部限制膜
感光层
视网膜色素上皮层

图 1-2-1　视网膜

来源：WILLERMAIN F, LIBERT S, MOTULSKY E , et al. Origins and consequences of hyperosmolar stress in retinal pigmented epithelial cells[J]. Front Physiol, 2014, 5(30):199.

二、视网膜各种细胞及其功能

组织学上，视网膜层嵌入了十几种不同的细胞。从内部限制膜到外核层线段的远端，穆勒细胞跨越多层视网膜。大多数视网膜细胞位于不同的视网膜层，星形胶质细胞位于内部限制膜，视网膜神经节细胞的轴突和部分神经胶质细胞位于神经纤维层。在神经节细胞层发现视网膜神经节细胞核，神经胶质细胞和部分无长突细胞。在内部网状层发现双极和无长突细胞，在内核层发现双极和水平细胞。感光细胞（视锥细胞和视杆细胞）、水平和双极细胞相互连接的神经元位于外丛状层。外核层和外部限制膜主要由感光细胞组成，视锥细胞和视杆细胞位于感光层。视网膜色素上皮层由视网膜色素上皮细胞形成（图 1-2-2，文后彩图 1-2-2）。

三、视网膜疾病

视网膜疾病是一类视网膜相关疾病的总称，包括视网膜血管疾病、黄斑部疾病、视网膜脱离、视网膜变性、视网膜先天性异常、视网膜肿瘤和糖尿病视网膜病变等，视网膜病变的发病机制可能涉及多因素，但目前仍不清楚。尽管不同的视网膜病变疾病与不同的病理生理机制相关，但数据支持一些常见的致病因素，如突变基因氧化应激、炎症代谢改变和细胞衰老等。

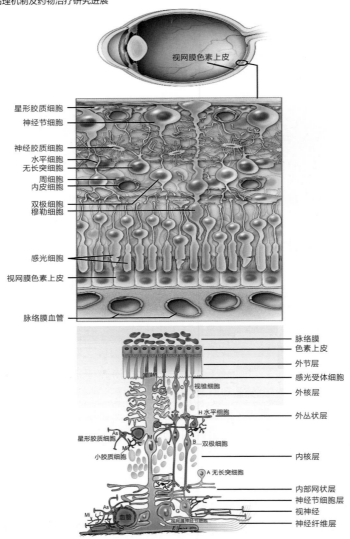

A: 无长突细胞; As, 绿色: 星形胶质细胞; BV: 血管; B: 双极细胞; C: 视锥细胞; G: 视网膜神经节细胞; H: 水平细胞; M: 穆勒细胞; Mi, 红色: 小胶质细胞; R: 感光受体细胞; ON: 视神经; OS: 外节层; PE: 色素上皮; Ch: 脉络膜

图 1-2-2 视网膜细胞成分示意图

来源: ELENA VECINO, F DAVID RODRIGUEZ, NOELIA RUZAFA,et al.Glia-neuron interactions in the mammalian retina[J].Prog Retin Eye Res, 2016,3(51):1-40.

第二章

糖尿病视网膜病变

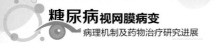

第一节　糖尿病疾病的概述

糖尿病是一组以高血糖为特征的代谢性疾病。在全世界，尤其在西方国家，糖尿病的患病率逐年显著增加。世界卫生组织（World Health Organization，WHO）预测，到 2035 年糖尿病患者人数将增加至 5.92 亿。目前，糖尿病不仅发生在工业化国家，而且由于人们缺乏健康的饮食习惯和体育锻炼，已经扩散到发展中国家。

一、糖尿病的分类

根据病因糖尿病可分为两大类：Ⅰ型和Ⅱ型。Ⅰ型糖尿病也称为青少年糖尿病，是一种自身免疫性疾病，免疫系统会攻击胰腺中的 β 细胞，导致胰腺减少或完全无法产生胰岛素，但潜在的机制科学界尚不清楚；Ⅱ型糖尿病是胰岛素抵抗或胰腺中胰岛素产生紊乱导致，占成年人糖尿病的 90% ~ 95%。还有一系列非典型糖尿病，如由单基因、感染引起的医源性（由于某些药物、手术或荷尔蒙分泌失调引起）糖尿病，这些非典型糖尿病约占糖尿病患者的 2%。

二、糖尿病的发病因素

（一）遗传因素

Ⅰ型或Ⅱ型糖尿病均存在明显的遗传异质性。糖尿病存在家族发病倾向，25% ~ 50% 患者有糖尿病家族史。临床上至少有 60 种以上的遗传综合征可伴有糖尿病。Ⅰ型糖尿病有多个 DNA 位点参与发病，其中以 HLA 抗原基因中 DQ 位点多态性关系最为密切；Ⅱ型糖尿病已发现多种明确的基因突变，如胰岛素基因、胰岛素受体基因、葡萄糖激酶基因、线粒体基因等。

（二）环境因素

由于进食过多，体力活动减少所导致的肥胖是Ⅱ型糖尿病最主要的因素，使具有Ⅱ型糖尿病遗传易感性的个体容易患病。Ⅰ型糖尿病患者存在免疫系统异常，在某些病毒如柯萨奇病毒、风疹病毒、腮腺病毒等感染后导致自身免疫反应，破坏胰岛素 β 细胞。

三、糖尿病的临床表现

（一）多食、多饮、多尿和体重减轻

严重高血糖时出现典型的"三多一少"症状（多食、多饮、多尿和体重减轻），多见于Ⅰ型糖尿病，当发生酮症或酮症酸中毒时"三多一少"症状更为明显。

"多食"：因体内糖分作为尿糖排泄出去，所以吸收不到足够的热量来维持机体需求，患者常会感到异常饥饿，食量大增，如当每天失糖500克以上时，机体处于半饥饿状态，能量缺乏，需要补充，引起食欲亢进，食量增加。同时，又因高糖刺激胰岛素分泌，使患者易产生饥饿感，食欲亢进，总有吃不饱的感觉，甚至每天吃5、6次饭，主食达1~1.5公斤，副食也比正常人明显增多，还不能满足食欲。

"多饮"：由于多尿，水分丢失过多，发生细胞内脱水，刺激口渴中枢，出现烦渴多饮，饮水量和饮水次数增多，以此补充水分，排尿量越多，饮水量也就越多，形成正比关系。

"多尿"：尿量增多，每昼夜尿量达3000~5000毫升，最高可达10 000毫升以上。排尿次数也增多，1~2个小时就可能小便1次，有的患者甚至每昼夜可达30余次。糖尿病患者血糖浓度增高，在体内不能被充分利用，特别是肾小球滤出而不能完全被肾小管重吸收，以致形成渗透性利尿，出现多尿。血糖越高，排出的尿糖越多，尿量也就越多。

"一少"：体重减轻，由于胰岛素不足，机体不能充分利用葡萄糖，使脂肪和蛋白质分解加速来补充能量和热量，其结果使体内碳水化合物、脂肪及蛋白质被大量消耗，加上水分的丢失，患者体重减轻，形体消瘦，严重者体重可下降数10斤，以致疲乏无力，精神不振。同样，病程越长，血糖越高，病情越重，消瘦就越明显。在生活中，预防糖尿病，除了在饮食方面加以节制外，还需要在运动上下功夫，每周应保证至

少 5 天，每天半小时的有氧运动、才能让机体的血糖保持平稳。

（二）其他表现

疲乏无力、肥胖多见于 II 型糖尿病。II 型糖尿病发病前常表现肥胖，若得不到及时诊断，体重将逐渐下降。

第二节　糖尿病视网膜病变的临床分类

糖尿病视网膜病变是糖尿病微血管病变中最重要的表现，是一种具有特异性改变的眼底病变，是糖尿病的严重并发症之一。临床上以是否出现视网膜新生血管为标志，将没有视网膜新生血管形成的糖尿病视网膜病变称为非增殖性糖尿病视网膜病变（或单纯型或背景型），而将有视网膜新生血管形成的糖尿病视网膜病变称为增殖性糖尿病视网膜病变（图 2-2-1，文后彩图 2-2-1）。

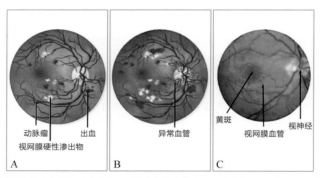

A. 轻度非增殖性糖尿病性视网膜病变；B. 增殖性糖尿病性视网膜病变；C. 正常的视网膜

图 2-2-1　糖尿病视网膜功能障碍的进展

来源：GRAY E J, GARDNER T W. Retinal Failure in diabetes: a feature of retinal sensory neuropathy[J]. Current Diabetes Reports, 2015, 15(12):107.

一、非增生性糖尿病视网膜病变

非增生性糖尿病视网膜病变是糖尿病视网膜病变的早期阶段，无新血管形成。非增生性糖尿病视网膜病变可分为轻度、中度和重度阶段。轻度非增生性糖尿病视网膜病变的特征是视网膜中存在一些微动脉瘤；中度非增生性糖尿病视网膜病变可以通过各种微动脉瘤、出血和硬性渗出物鉴别；重度非增生性糖尿病视网膜病变则会导致严重的视网膜内出血，出现更多的棉毛斑、毛细血管闭塞和硬性渗出液。所有这些现象均可通过眼底检测来发现。

二、增生性糖尿病视网膜病变

增生性糖尿病视网膜病变是糖尿病视网膜病变一种更危险的分型，可以通过明显的视网膜新血管形成来识别，但异常的血管易碎且容易渗漏。它们可能误导玻璃体生长，导致玻璃体积血，继而使患者丧失视力。另外，异常的血管可能会导致瘢痕并引起视网膜牵引性脱落，最终失明。

第三节　糖尿病视网膜病变的病理学机制

大量研究表明，高血糖症通过以下生化机制在糖尿病视网膜病变发生中起着重要作用：多元醇途径通量增加；晚期糖基化终产物的形成，蛋白激酶C通路激活；己糖胺途径通量增加；活性氧形成。

一、增加多元醇途径通量

醛糖还原酶是多元醇途径中的第一种酶。它是一个胞质单体氧化还原酶，催化多种羰基化合物的还原型辅酶Ⅱ还原化合物，包括葡萄糖。它的晶体结构很复杂，折叠成八股平行线的单畴a/b桶基序，底物结合位点位于醛糖还原酶b-柱12羧基末端的裂缝，对葡萄糖的亲和力较低，当其处于正常水平时，在非糖尿病患者中发现，这种途径产生的葡萄糖在总葡萄糖使用量中所占比例很小，但在高血糖环境中，细胞内葡萄糖的增加会导致其酶促转化为多元醇山梨醇的增加，并伴随还原型辅酶Ⅱ浓度降低。在多元醇中，山梨醇被山梨醇酶氧化为果糖脱氢酶，烟酰胺腺嘌呤二核苷酸还原为还原型辅酶。通过这个高血糖期间的途径从总葡萄糖使用量的 33% 变成在兔晶状体中占 11%，在人红细胞中占 11%。因此，这种途径对糖尿病并发症的影响可能非常大，具有物种、部位和组织依赖性特点（图 2-3-1，文后彩图 2-3-1）。

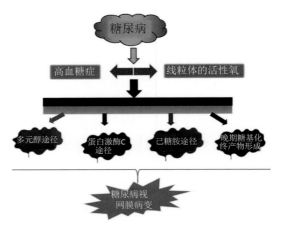

图 2-3-1　4 条与糖尿病视网膜病变相关的主要路径

来源：SAFI S Z, QVIST R, KUMAR S,et al.Molecular mechanisms of diabetic retinopathy, general preventive strategies, and novel therapeutic targets[J]. Biomed Res Int, 2014(2014):801269.

前面已经提出了许多机制来解释高血糖引起多元醇途径通量增加的潜在有害影响。这些包括山梨醇诱导的渗透胁迫、降低 Na^+，K^+-ATP 酶活性、增加细胞质内还原型辅酶Ⅰ和辅酶Ⅰ降低胞质还原型辅酶Ⅱ。山梨醇不容易扩散到细胞膜上，最初认为这导致了微血管细胞的渗透性损伤，然而，在糖尿病血管和神经中检测到山梨醇浓度太低，不足以引起渗透性损伤。

另一个早期的研究发现，多元醇途径增加的通量降低了 Na^+，K^+-ATP 酶活性。虽然初学者认为这种下降是由多元醇途径介导的磷脂酰肌醇合成减少所导致，但最新研究发现这种下降是蛋白激酶 C 被激活的结果。高钙血症诱导的蛋白激酶 C 活化提高了细胞溶质磷脂酶 A2 的活性，从而增加了 Na^+，K^+-ATP 酶活性 – 花生四烯酸和前列腺素 E2（PGE2）两种抑制剂的产生。

最近，有学者提出，辅酶Ⅰ氧化山梨醇会增加细胞内还原型辅酶Ⅰ和辅酶Ⅰ的比例，从而抑制甘油醛 -3- 磷酸脱氢酶的活性，并增加磷酸三糖的浓度。提高磷酸三糖浓度可增加甲基乙二醛（晚期糖基化终产物的前体）和二酰甘油的形成（通过 a- 甘油 -3- 磷酸），从而激活蛋白激酶 C。虽然高血糖确实增加了内皮细胞中还原型辅酶Ⅰ和辅酶Ⅰ的比例，但也反映了辅酶Ⅰ的绝对浓度显著降低，这是由于在激活腺苷二磷酸核糖聚合酶时辅酶Ⅰ被消耗所致，而不是辅酶Ⅰ减少到还原型辅酶Ⅰ。高血糖引起的二磷酸腺苷核糖聚合酶活化是由提高的活性氧导致的。

也有学者提出，通过还原型辅酶Ⅱ将葡萄糖还原为山梨醇会消耗还原型辅酶Ⅱ。由于还原型辅酶Ⅱ是再生还原型谷胱甘肽所必需的，这可能诱发或加剧细胞内氧化应激反应（图 2-3-1）。事实上，在过度表达醛糖还原酶转基因小鼠晶状体中，发现谷胱甘肽的水平显著降低，这是通过多元醇途径增加流量产生有害后果的最可能机制。最近，对缺乏醛糖还原酶纯合子基因敲除小鼠的实验进一步证实了这一结论，结果表明，与野生型小鼠相比，糖尿病既不降低坐骨神经谷胱甘肽含量，也不降低运动神经传导速度。体内抑制多元醇途径的研究结果并不一致。在对狗进行一项为期 5 年的研究中发现，醛糖还原酶抑制剂可预防糖尿病神经病变，但未能预防视网膜病变或视网膜、肾脏和肌肉毛细血管基底膜增厚。对于这种机制在人类中的相关性，一些临床试验结果为阴性。然而，醛糖还原酶抑制剂 zenarestat 在一项严格的多剂量安慰剂对照试验中证实了醛糖还原酶抑制对糖尿病神经病变的积极作用。

二、细胞内形成晚期糖基化的终产物增加

在糖尿病视网膜血管和肾小球中发现晚期糖基化终产物的数量增加。最初，它们被认为是由细胞外蛋白和葡萄糖之间的非酶反应所引起，但葡萄糖形成晚期糖基化终产物的速率比细胞内生成葡萄糖衍生二羰基前体形成晚期糖基化终产物的速率慢几个数量级，现在看来细胞内高血糖可能是细胞内和细胞外晚期糖基化终产物形成的主要始发事件。晚期糖基化终产物可由细胞内葡萄糖自动氧化为乙二醛、Amadori 产物分解为 3- 脱氧葡萄糖（可能由 Amadoriase 加速），以及甘油醛 -3-磷酸和二羟基丙酮磷酸裂解为甲基乙二醛引起。这些活性的细胞内二甲基乙二醛、甲基乙二醛和 3- 脱氧葡萄糖酮与细胞内和细胞外蛋白质发生氨基反应形成晚期糖基化终产物。甲基乙二醛和乙二醛由乙二醛酶系统解毒。所有三种晚期糖基化终产物前体也是其他还原酶的底物。

在动物模型中观察 2 种结构，不相关的晚期糖基化终产物抑制剂，部分阻止了糖尿病视网膜、肾脏和神经微血管疾病的各种功能和结构表现，这表明晚期糖基化终产物在糖尿病并发症发病机制中的潜在重要性。在一项大型多中心、随机、双盲、安慰剂对照的 I 型糖尿病显性肾病患者试验中，糖基化终产物（advanced gly-cation end products，AGE）抑制剂的氨基胍降低了尿蛋白总量，延缓了肾病进展，超出了现有的最佳治疗效果。此外，氨基胍可延缓糖尿病视网膜病变的进展。

细胞内晚期糖基化终产物前体的产生通过 3 种机制损害靶细胞（图 2-3-1）。第一，晚期糖基化终产物修饰的细胞内蛋白质改变了其功能；第二，晚期糖基化终产物前体修饰的细胞外基质成分与其他基质成分，以及细胞外基质蛋白（整合素）受体异常相互作用；第三，晚期糖基化终产物前体修饰的血浆蛋白与内皮细胞、肾小球系膜细胞和巨噬细胞上的晚期糖基化终产物受体相结合，诱导受体介导的活性氧产生。这种年龄受体连接激活多效性转录因子 NF-κB，引起基因表达的病理变化。在暴露于高糖的内皮细胞中，细胞内年龄形成发生在一周内。碱性成纤维细胞生长因子是内皮细胞中主要的年龄修饰蛋白

之一。参与大分子内吞作用的蛋白质也会被晚期糖基化终产物所修饰，因为甲基乙二醛解毒酶乙二醛酶Ⅰ的过度表达可以防止高血糖引起的内吞作用增加。

年龄的增长导致一些重要分子的表达发生改变，在Ⅰ型胶原上，晚期糖基化终产物分子间的交联，诱导分子包被的血管扩张。这些年龄诱导的交联改变了完整血管的功能。如晚期糖基化终产物会降低糖尿病大鼠大血管的弹性，甚至在血管张力消失后，还会增加颈动脉的液体过滤。来自基底膜Ⅳ型胶原的晚期糖基化终产物形成通过干扰非胶原结构域（NC1）与富含螺旋结构域的结合，抑制这些分子横向结合成正常的网状结构。层粘连蛋白上晚期糖基化终产物的形成导致聚合物自组装减少，与Ⅳ型胶原的结合减少，与硫酸乙酰肝素蛋白多糖（heparan sulfate proteoglycan，HSPG）的结合减少。

细胞外基质上的年龄形成不仅干扰基质–基质相互作用，而且干扰基质–细胞相互作用。如Ⅳ型胶原细胞结合域的年龄修饰可减少内皮细胞黏附，层粘连蛋白分子a链中6个氨基酸促生长序列的年龄修饰可显著减少神经突起的生长。已经鉴定出几种与晚期糖基化终产物相关的细胞结合蛋白，包括寡糖转移酶-48（OST-48）、80K-H磷蛋白、半乳糖结合蛋白-3、巨噬细胞清道夫受体Ⅱ型和糖基化终产物受体（receptor for advanced gly-cation end products，RAGE）。其中一些蛋白可能有助于清除晚期糖基化终产物，而另一些蛋白可能是晚期糖基化终产物配体结合介导持续细胞扰动的基础。在细胞培养系统中，发现晚期糖基化终产物受体似乎介导了晚期糖基化终产物对糖尿病并发症的关键细胞靶点（如巨噬细胞、肾小球系膜细胞和血管内皮细胞）的长期影响，虽然这些受体并非都与生理年龄修饰水平的蛋白相结合。这些效应包括巨噬细胞和系膜细胞表达细胞因子和生长因子（白细胞介素-1、胰岛素样生长因子-1、肿瘤坏死因子-α、转化生长因子-β、巨噬细胞集落刺激因子、粒细胞–巨噬细胞集落刺激因子和血小板衍生生长因子），内皮细胞促凝血和促炎症分子的表达（血栓调节蛋白、组织因子和细胞黏附分子-1）。此外，配体与内皮晚期糖基化终产物受体的结合似乎在一定程度上介导了糖尿病诱导的毛细血管壁通透性增高，这可能是通过诱导血管生长因子来实现。

与这一概念相一致，阻断一种受体 RAGE（免疫球蛋白超家族成员，在一条多肽链上有 3 个免疫球蛋白样区域）以非糖和脂依赖的方式抑制易发生动脉粥样硬化的 I 型糖尿病小鼠模型中的大血管疾病。阻断 RAGE 也被证明能抑制糖尿病肾病和牙周病的发展，并增强小鼠模型的伤口修复能力。RAGE 通过产生活性氧来介导信号转导，活性氧激活转录因子 NF-κB 和 p21Ras。晚期糖基化终产物信号在细胞中被 RAGE 反义 cDNA 或抗 RAGE 核酶的表达阻断。

三、蛋白激酶 C 的活化

蛋白激酶 C 家族至少包含 11 种异构体，其中 9 种被脂质第二信使（甘油二酯）激活。细胞内的高钙血症可以使体外培养的糖尿病动物微血管细胞、视网膜和肾小球中甘油二酯的含量增加。这似乎主要是通过增加糖酵解中间体磷酸二羟丙酮的甘油二酯从头合成，将其还原为甘油 -3- 磷酸和逐步酰化来实现的。在培养血管细胞、糖尿病动物视网膜和肾小球中，甘油二酯从头合成的增加激活蛋白激酶 C，主要激活蛋白激酶 C 的 β 和 δ 亚型，其他亚型也被发现增加；糖尿病大鼠视网膜和肾小球中蛋白激酶 C 的 α 和 β 亚型。高血糖也可能通过连接晚期糖基化终产物受体和增加多元醇路径的活性而间接激活蛋白激酶 C 亚型，在糖尿病视网膜病变模型早期实验中，也可能是通过增加活性氧而引起。

在早期实验性糖尿病中，可能通过抑制一氧化氮的产生和（或）增加内皮素 -1 的活性来激活蛋白激酶 C-β 亚型，从而促进血管内皮生长因子和单核细胞趋化蛋白 -1 及纤溶酶原活动物抑制剂 -1 等细胞因子表达，参与细胞炎症反应的发生（图 2-3-1）。蛋白激酶 C 的异常激活与实验性糖尿病引起的肾小球一氧化氮生成减少及高钙血症引起的平滑肌细胞一氧化氮生成减少有关。蛋白激酶 C 的激活也抑制胰岛素刺激内皮型一氧化氮合酶（eNOS）信使 RNA 的表达。高血糖通过激活蛋白激酶 C 亚型增加肾小球系膜细胞中内皮素 -1 刺激的丝裂原激活蛋白激酶活性。在培养的细胞中，蛋白激酶 C-α 介导使高糖诱导的内皮细胞通透性增加。高血糖激活蛋白激酶 C 也可诱导平滑肌细胞中通透性增强因子血管生长因子的表达。

除影响高血糖引起的血流和通透性异常外，蛋白激酶 C 的激活还通过诱导培养的系膜细胞和糖尿病大鼠肾小球中转化生长因子 -β1、纤维连接蛋白和Ⅳ型胶原的表达，促进微血管基质蛋白的积累。这种效应似乎是通过蛋白激酶 C 抑制一氧化氮的产生来介导，但高血糖诱导的系膜细胞层粘连蛋白 C1 表达与蛋白激酶 C 活化无关。高血糖诱导的蛋白激酶 C 活化也与纤溶抑制剂 PAI-1 的过度表达、培养的内皮细胞和血管平滑肌细胞中 NF-κB 的活化，以及各种膜相关还原型辅酶Ⅱ依赖性氧化酶的调节和活化有关。

用蛋白激酶 C-β 特异性抑制剂治疗可显著降低糖尿病动物视网膜和肾小球的蛋白激酶 C 活性，同时，还可显著减少糖尿病视网膜病变引起的肾小球过滤平均循环时间增加，部分尿白蛋白排泄增加。用 β- 亚型特异性蛋白激酶 C 抑制剂治疗Ⅱ型糖尿病小鼠模型（db/db）可改善肾小球系膜扩张加速。

四、通过己糖胺途径的通量增加

细胞内多余的葡萄糖分流到己糖胺途径也可能导致几种糖尿病并发症。在这一途径中，果糖 -6- 磷酸从糖酵解转移到需要 UDP-N- 乙酰氨基葡萄糖反应的前底物，如蛋白多糖合成和 O- 连接糖蛋白的形成（图 2-3-1）。抑制葡萄糖转化为葡萄糖胺 – 谷氨酰胺：果糖 -6- 磷酸氨基转移酶的限速可阻断高血糖诱导的转化生长因子 -α、转化生长因子 -β1 和血浆酶原激活酶抑制因子-1 转录增加，该途径在高血糖和脂肪诱导的胰岛素抵抗中也起重要作用。

通过己糖胺途径增加的流量介导高血糖诱导的基因转录增加机制尚不确定，但是观察到转录因子 Sp1 的结合位点调节高血糖诱导的血管平滑肌细胞血浆酶原激活酶抑制因子 -1 启动子的激活，提示 N- 乙酰氨基葡萄糖对 Sp1 的共价修饰可能解释了己糖胺途径的激活与高血糖诱导的细胞凋亡之间的联系和血浆酶原激活酶抑制因子 -1 基因转录的变化。随后发现氨基葡萄糖本身通过肾小球系膜细胞中的 Sp1 位点激活血浆酶原激活酶抑制因子 -1 启动子。Sp1 位点的糖基化形式似乎比去糖基化形式更具转录活性。由于抑制酶 O- 乙酰氨基葡萄糖 -β-N- 乙酰葡萄糖辅酶 A，导致 Sp1 位点的 O- 乙酰氨基葡萄糖基化增加 4 倍，导致 Sp1 位点的丝氨酸 – 苏氨酸磷酸化水平下降 30%，这支持了 O- 乙酰氨基葡萄糖基化和磷酸化竞争该蛋白质上相同位点的概念。

最近，高血糖导致主动脉内皮细胞己糖胺途径活性增加 2.4 倍，导致 Sp1 位点 O- 连接的乙酰氨基葡萄糖增加 1.7 倍，Sp1 位点 O- 连接的磷酸苏氨酸和磷酸丝氨酸减少 70% ~ 80%。同时，高血糖导致含有 2 个 Sp1 位点的 85 碱基对截短的血浆酶原激活酶抑制因子 1 启动子荧光素酶报告基因的表达增加 3.8 倍，但当 2 个 Sp1 位点发生突变时，表达没有增加。

乙酰氨基葡萄糖对 Sp1 的修饰除对血浆酶原激活酶抑制因子 -1 的修饰外，还可能对其他葡萄糖敏感基因起调节作用。由于几乎每一个被检测的 RNA 聚合酶 II 转录因子都被发现是 O- 乙酰氨基葡萄糖基化，因此，除 Sp1 外，其他转录因子的 O- 乙酰氨基葡萄糖基化和磷酸化的相互修饰可能是调节葡萄糖反应基因转录的更普遍机制。

除转录因子外，许多其他核蛋白和细胞质蛋白由 O- 连接的乙酰氨基葡萄糖动态修饰，并且可能以类似于 Sp1 位点的方式通过磷酸化显示相互修饰。与糖尿病并发症相关的一个例子是高血糖诱导的内皮型一氧化氮合酶蛋白苏氨酸激酶位点 O- 乙酰氨基葡萄糖基化对内皮型一氧化氮合酶活性的抑制。其他的例子可能是各种蛋白激酶 C 亚型，它们被葡萄糖胺激活而没有膜易位。

因此，高血糖激活己糖胺途径可能导致基因表达和蛋白功能的许多改变，共同参与糖尿病并发症的发病机制。

五、视网膜神经血管单元

视网膜生理学的新观点认为，与糖尿病相关的视网膜功能异常可以被看作视网膜神经血管单元的变化。神经血管单元指中枢神经系统中神经元、胶质细胞和专用的血管网络及这些组织间紧密相依的生理和生化关系（图 2-3-1）。神经胶质细胞与神经元的密切联系为能量稳态和神经递质的调节提供了便利。此外，神经胶质细胞、血管周围细胞和神经的相互作用促进了血－脑和血－视网膜屏障的形成，调控体液和血液中的代谢产物进入实质组织。

正常情况下，血管内皮细胞和周细胞、星形胶质细胞、米勒细胞和神经元有着密切的联系，形成血－视网膜屏障来控制营养素流至视网膜神经，保持能量平衡，为神经信号传导保持适当的离子环境，调节突触传输，并提供对环境的适应性反应以保障视力。

视网膜的结构赋予了其独特的神经血管单元特点，内层视网膜中神经节细胞和内核层中有毛细血管床，神经血管单元包括星形胶质细胞和米勒细胞，无长突细胞和神经节细胞在紧邻输送氧气和营养成分的微血管附近分布。视网膜血管血流受附近代谢产物水平（乳酸水平、氧气和二氧化碳的分压）和胶质细胞的自主调节，体现了神经血管单元内部功能的紧密耦合。外层视网膜由感光神经元和米勒细胞组成，营养和氧气由脉络膜血管经上皮细胞色素层扩散，它们通过代谢的偶联，支持对于光刺激产生电化学脉冲。

近期的临床前期研究表明，糖尿病患者中神经血管单元的组成部分（包括内部和外部神经感觉视网膜）都被破坏了（图 2-3-1）。受损的谷氨酸和多巴胺神经递质系统反映出神经元功能紊乱。与树突状区域的扩大相反，已有报道突触蛋白的表达下降。这些变化最终导致神经元凋亡，以及持续不可控的糖尿病。糖尿病的其他变化包括改变神经胶质细胞活化，这可通过谷氨酸和谷氨酰胺之间的相互作用破坏、减少钾离子通道，随后通过显著改变中间丝蛋白的表达来证明。穆勒胶质细胞从静止型向活动型的转变增加了人糖尿病视网膜中神经胶质原纤维酸性蛋白的表达。研究还表明，糖尿病模型中，在 2 个月至 5 个月的大鼠穆勒胶质细胞中 GFAP 表达增加。此外，糖尿病还引起视网膜星形胶质细胞功能障碍，连接蛋白表达降低及细胞凋亡，这些与糖尿病视网膜病变的进展有关，尽管其潜在机制尚待探索。小胶质细胞——视网膜中的常驻免疫细胞，功能是监控视网膜微环境，对局部损伤做出反应并通过转移其在视网膜中的位置维持体内稳态平衡。尽管如此，小胶质细胞可能会导致与慢性刺激相关的视网膜损伤。在一些糖尿病患者中，还观察到了视网膜电生理和神经变性的改变。糖尿病大鼠视网膜的生理生化功能异常与高血糖的发生有关。相反，在人类患糖尿病多年后或在糖尿病动物模型中大约 6 个月后，视网膜微血管系统发生了重大变化，如发生血管渗漏和血管生成。因此，糖尿病引起的神经胶质–神经元异常可能是促使视网膜血管病变的原因。所以，糖尿病视网膜病变不能仅被认为是单纯的微血管疾病，而更应该被认为是神经血管单元疾病。如果糖尿病同样涉及神经血管单元，就应该需要有同时针对血管功能障碍和神经退行性改变的新型治疗方案（表 2-3-1）。

表 2-3-1　与糖尿病视网膜病变相关的视网膜血管、神经胶质细胞、神经元和小胶质细胞的变化

组织损伤
非增殖性糖尿病视网膜病变
微动脉瘤（血管外溢和渗漏）
脂质渗出物
微出血
棉絮斑伴神经纤维损伤基底膜增厚
静脉曲张和串珠
纤维增生性糖尿病视网膜病变
血管生成（血管生长到视网膜和玻璃体）出血
增殖性玻璃体视网膜病变引起的牵引性视网膜脱离
黄斑水肿
视网膜电图上 b 波振荡电位改变导致视力下降
血管事件
微血管通透性：紧密连接和黏附连接表达改变和翻译后修饰
局灶性缺氧事件
产生生长因子和相关细胞因子，包括血管内皮生长因子、血小板衍生生长因子、碱性成纤维细胞生长因子、结缔组织生长因子、促红细胞生成素和血管紧张素 II

色素上皮衍生因子缺失

蛋白酶变化：基质金属蛋白酶、丝氨酸蛋白酶（尿激酶）、激肽释放酶和缓激肽

周细胞与内皮细胞凋亡

受体信号缺陷

代谢事件与胶质细胞失调

自由基的产生

线粒体功能障碍与 NADPH 氧化酶活性

一氧化氮的产生

过氧硝化

蛋白质氧化

脂质过氧化

谷氨酰胺合成酶和支链氨基转移酶代谢的改变

随着 n-3 多不饱和脂肪酸的减少，脂质谱发生改变

蛋白质水解

蛋白质合成

神经元功能障碍

神经元肿胀

突触蛋白表达改变

神经节细胞凋亡与无长突细胞炎症

小胶质细胞形态变化及活化

白细胞停滞：细胞间黏附分子的表达

胶质细胞（小胶质细胞或黏附白细胞）产生细胞因子

肿瘤坏死因子-α

白细胞介素 -1β, 6 和 8

趋化因子配体 2

第三章

穆勒细胞与糖尿病视网膜病变

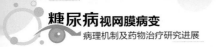

第一节　穆勒细胞

一、穆勒细胞的起源与形态

　　穆勒细胞是视网膜中占主导地位的胶质细胞，占视网膜胶质细胞的 90%。这些细胞呈"放射状"，从视网膜的内（玻璃体）边界穿过视网膜，到达外核层的远端。虽然穆勒细胞与视网膜神经元有一个共同的谱系，但它们的出生时间似乎不同，最新研究发现，穆勒细胞是从神经嵴细胞中起源。视网膜神经元与穆勒细胞的出生年代由 3H- 胸腺嘧啶核苷标记法测定，所有视网膜细胞类型都以有序方式生成，其序列在脊椎动物中基本上是保守的。因此，最先诞生的是神经节细胞，其次是水平细胞、锥体细胞和移位的无长突细胞。在后期，生成了无长突细胞、双极细胞、杆状细胞和穆勒细胞，事实上，穆勒细胞是最后一个在有丝分裂后形成的细胞，且是普遍的共识。

　　在视网膜切片中，尤其在视网膜损伤后，穆勒细胞被视为包裹着视网膜神经元的细胞体和突起，因此，似乎这两种细胞类型之间的密切联系使胶质细胞能够促进突触形成，并通过向神经末梢提供能量底物和神经递质前体来帮助维持神经功能。鞘膜只有经过穆勒细胞膜标记物才能被观察到，如低亲和力受体 p75，用于染色穆勒细胞，因为细胞骨架标志物不明显。由于没有特异性的星形胶质细胞膜标志物，胶质纤维酸性蛋白和 p75 共同定位于穆勒细胞和星形胶质细胞中，至少有一部分视网膜神经节细胞周围的鞘膜可能属于星形胶质细胞。此外，在一些物种如狗，其视网膜神经节细胞轴突包装和夹层之间肌束胶质细胞群的穆勒细胞在进入视神经过程中，形成一个巢状结构。相比之下，在猪或小型猪等物种中，未发现视网膜神经节细胞轴突插在穆勒细胞和此类轴突包。

　　虽然来自不同物种的穆勒细胞在形状上差异很大，但它们确实有一些相当普遍的特征。在外部限制膜的水平上，两个过程朝相反方向延伸，穆勒细胞的顶端微绒毛延伸到视网膜下光感受器细胞内段之间的空间。微绒毛的长度和数量在不同物种之间可能有所不同，可能与视网膜血管形成的程度成反比，在某些物种中，微绒毛的长度和数量可能与视网膜血管形成的程度成反比，穆勒细胞也有纤毛。在相反的方向上，内突接近神经视网膜的玻璃体表面，形成一个与玻璃体和神经视网膜之间的基底层（内界膜）邻接的所谓"端足"。在核层中，穆勒细胞形成包围神经元细胞胞体的结构。此外，穆勒细胞参与血细胞屏障的结构组织。毛细血管被穆勒细胞包裹，作为血管和神经元之间代谢交换的通讯系统，其方式与脑部星形胶质细胞的假设基本相同。然而，穆勒细胞和视网膜血管密切相关，但物理关联为穆勒细胞本身是血细胞屏障必不可少的组成部分留下了可能性，因此，其可能会影响自身的渗透性。

　　总之，尽管每个细胞都可以被视为一个柱状视网膜神经元"微单元"的核心，但穆勒细胞群以密集、规则的模式聚集。这种"战略地位"使穆勒细胞在视网膜神经元和需要与之交换分子的隔室（视网膜血管、玻璃体腔和视网膜下间隙）之间形成解剖和功能联系的作用。因此，穆勒神经胶质细胞发挥许多关键作用，支持神经元发育、存活和信息处理。

二、穆勒细胞标记

　　穆勒细胞可以很容易地通过其特征性的形态来识别，包括发育良好的内质网和不同数量的糖原颗粒。在足端发现大量线粒体，穆勒细胞在活体视网膜标本中，可以用活性染料（如橙色线粒体荧光探针或绿色活细胞示踪探针）进行标记。它们的细胞核可以用溴化乙啶、二氨基黄或色霉素 A3 染色，选择性地穿透穆勒细胞且对核酸有明显的亲和力。在培养方面，穆勒细胞核是不同类型视网膜细胞中最大的，且可以分化。

　　在免疫组化标记方面，各种蛋白的表达仅限于星形胶质细胞和穆勒细胞，如波形蛋白和胶质纤维酸性蛋白，或选择性地在穆勒细胞表达，如细胞视黄醛结合蛋白、谷氨酸 – 天门冬氨酸转运体、谷氨酰胺合成酶、细胞内流钾通道蛋白 Kir4.1 抗体、水通道蛋白 -4、丙酮酸羧化酶、α-晶体蛋白、小 GTP 结合蛋白 RhoB、谷氨酸羧肽酶Ⅱ、碳酸酐酶 C 和微管相关蛋白-4。

第二节　穆勒细胞与糖尿病视网膜病变关系

一、糖尿病对穆勒细胞神经递质和钾调节的影响

　　糖尿病对穆勒细胞中神经递质和钾调节的影响在疾病早期就已经开始了，在糖尿病大鼠仅 4 周后，谷氨酸通过谷氨酸 – 天门冬氨酸转运体的转运开始显著减少，这与糖尿病大鼠视网膜谷氨酸积累显著增加的报告结果一致。此外，这些研究表明，谷氨酰胺合成酶活性降低，随后谷氨酸转化为谷氨酰胺，这是神经递质再生必需的，这些结果与糖尿病患者玻璃体中谷氨酸升高到潜在神经毒性水平的报告一致。但是，对于神经系统疾病，如中风，针对谷氨酸增加的治疗无效，这表明谷氨酸增加可能不起病理生理作用。随着时间推移，增加的谷氨酸水平是否真正导致糖尿病视网膜病变的神经毒性尚未得到证实。因此，穆勒细胞不仅通过降低谷氨酸摄取直接导致谷氨酸毒性，而且还通过在糖尿病视网膜病变进程中降低钾离子摄取间接导致谷氨酸毒性。实验性糖尿病大鼠视网膜分离的穆勒细胞在 4 个月后，其细胞膜钾离子电导降低。Kir4.1 钾离子通道的再分布被认为是钾离子电导降低的机制。在增殖性糖尿病视网膜病变患者的穆勒细胞中也观察到钾离子电导的下降。糖尿病视网膜穆勒细胞 Kir4.1 钾离子通道定位的改变被归因于晚期糖基化终产物的积累。在糖尿病和糖尿病性黄斑水肿中，穆勒细胞已被证明下调 Kir4.1 通道，而不是 Kir2.1 通道，导致钾的持续摄取而不释放到微血管中。这会导致随后的穆勒细胞肿胀，从而导致穆勒细胞功能障碍和液体去除减少，从而导致糖尿病性黄斑水肿。糖尿病性黄斑水肿由于黄斑液体积聚导致黄斑变厚，可以通过光学相干

断层扫描观察。液体积聚引起的黄斑增厚通常会导致视网膜结构破坏和视力变化。

二、穆勒细胞释放生长因子和细胞因子

为了应对高血糖，从穆勒细胞释放生长因子和炎性细胞因子——前面已经提到坏处和潜在好处，穆勒细胞与视网膜每一个细胞都有接触。穆勒细胞消融导致视网膜感光细胞变性、血管渗漏和视网膜内新血管生成，这表明穆勒细胞对于神经元和血管的功能及活力均必需。高血糖改变其与周细胞功能相互作用。肌营养不良蛋白 dp71 在穆勒细胞中的缺失导致小鼠视网膜广泛的血管渗漏和水肿。有人认为，血视网膜屏障的破坏是由于穆勒细胞内足部蛋白质定位不当引起，而这些蛋白质是建立屏障功能所必需。其他研究表明，穆勒细胞参与调节血管张力的神经血管偶联过程。它们似乎也参与了神经元、神经胶质细胞和血管细胞的乳酸交换。考虑穆勒细胞与其他视网膜细胞错综复杂的联系，很容易发现，对穆勒细胞的任何干扰肯定会影响糖尿病神经元和细胞的正常功能及生存能力。糖尿病视网膜病变中穆勒细胞被激活的最明显标志之一是胶质纤维酸性蛋白的表达增加，这是反应性胶质病的常见标志。在健康状态下，穆勒细胞通常不表达胶质纤维酸性蛋白。有趣的是，当穆勒细胞上调糖尿病视网膜星形胶质细胞胶质纤维酸性蛋白的表达时，似乎下调了胶质纤维酸性蛋白的表达。

尽管存在胶质纤维酸性蛋白，其他几个标志物可能更有助于确定早期胶质细胞的激活，如磷酸化细胞外信号调节激酶。虽然胶质纤维蛋白表达增高发生在疾病早期并持续整个过程，但目前为止，还没有研究能够将增高的胶质纤维蛋白表达水平与任何功能性结果联系起来。然而，高血糖诱导的胶质细胞疾病至少在体外与生长因子、细胞因子和趋化因子的释放密切相关。高血糖可促进生长因子的释放，如血管内皮生长因子和色素上皮细胞衍生因子，以及细胞因子和趋化因子，如白细胞介素-1、白细胞介素-6、肿瘤坏死因子和趋化因子配体-2。

体外研究表明，当葡萄糖水平升高时，穆勒细胞是生长因子和细胞因子潜在来源。考虑到大多数由穆勒细胞释放的生长因子、细胞因子和趋化因子已经在糖尿病患者的玻璃体中鉴定出来，可以公平地假设穆勒细胞参与了这些因子在体内的整体合成。在体内，有多少穆勒细胞衍生生长因子真正促进了糖尿病视网膜病变的病理学变化，这一点还没有完全弄清楚。首次研究穆勒细胞来源的血管内皮生长因子对糖尿病视网膜病变发生发展的贡献和作用。这个小组用可诱导的 cre/lox 系统破坏了穆勒细胞中的血管生长因子，并检测了这些条件性血管生长因子基因敲除小鼠糖尿病诱导的视网膜炎症和血管渗漏。与糖尿病对照组小鼠相比，糖尿病条件性血管内皮生长因子基因敲除小鼠表现出与糖尿病视网膜病变病理学相关参数的整体下降，如白细胞停滞、炎症标志物的表达、紧密连接蛋白的缺失、脱细胞毛细血管的数量及血管渗漏。其他的研究集中在改变已知的血管内皮生成调节因子，如缺氧诱导因子-1（HIF-1α）和在穆勒细胞中的 Wnt 信号通路，支持了这样的观点：穆勒细胞衍生的血管内皮生长因子实际上是视网膜血管生成和病理过程中的一个主要成分。

在糖尿病视网膜病变中，除了血管内皮生长因子外，研究者还认为穆勒细胞衍生的色素上皮衍生因子也参与了糖尿病诱导的视网膜血管生成。综上，似乎穆勒细胞衍生的生长因子在糖尿病视网膜病变的血管事件中起重要作用。生长因子——潜在的好处，虽然穆勒细胞衍生的血管内皮生长因子对糖尿病视网膜微血管系统有不利影响，但穆勒细胞产生这种生长因子的初衷可能是为了保护自己和视网膜神经元免受糖尿病损害。这一观点得到了一项研究的支持，该研究使用小鼠在穆勒细胞中携带被破坏的血管生长因子受体-2，血管生长因子受体-2的缺失导致了穆勒细胞胶质密度的逐渐减少，脊柱侧凸和视网膜电流图振幅的减少，以及糖尿病视网膜中光感受器、神经节细胞和内核层神经元的加速丢失。需要进行更多的研究，以充分探索和了解穆勒细胞衍生生长因子对穆勒细胞本身和视网膜神经元在疾病方面的有益影响。这一点尤其重要，因为长期的抗血管生长因子治疗可能会阻碍穆勒细胞和神经元功能的完整性，从而在治疗糖尿病视网膜病变时引起意想不到的问题。

三、除生长因子之外的细胞因子

在高血糖条件下，穆勒细胞释放多种细胞因子和趋化因子，如穆勒细胞是视网膜白细胞介素-1β 产生的主要来源。caspase-1，原名白细胞介素-1 转化酶，通过分解其非活性前体产生活性细胞因子白细胞介素-1 和白细胞介素-18。在穆勒细胞中，高血糖强烈诱导 caspase-1 或白细胞介素-1 信号通路的激活。在糖尿病小鼠视网膜和糖尿病患者视网膜的组织和玻璃体液中，也发现 caspase-1 激活增加和白细胞介素-1 水平升高。研究证实，通过抑制 caspase-1 或白细胞介素-1 受体或药物干预，靶向这一通路，可以加速糖尿病小鼠视网膜病变的形成。穆勒细胞长时间产生白细胞介素-1 已被证实会以旁分泌的方式影响内皮细胞的活性。内皮细胞对白细胞介素-1 极其敏感，并且在这种促炎性细胞因子的作用下加速细胞死亡。内皮细胞死亡可以在糖尿病动物的视网膜微血管和糖尿病捐赠者分离的视网膜血管中检测到，并且与非细胞毛细血管的形成有关，这是糖尿病视网膜病变的标志。除白细胞介素-1，穆勒细胞还产生其他众所周知的促炎性细胞因子，如肿瘤坏死因子-α 和白细胞介素-6。抗肿瘤坏死因子疗法已被提议作为治疗糖尿病视网膜病变的方法。白细胞介素-6 的有害作用与血管功能障碍和促进血管生成有关，这就是白细胞介素-6 最近成为预防糖尿病血管损伤的一个新治疗靶点的原因。细胞因子——从血管的角度来看，白细胞介素-6 可能是唯一与有害影响相关的因素。然而，已有研究证明白细胞介素-6 可以预防高血糖引起的穆勒细胞功能障碍和丢失，这明显支持白细胞介素-6 保护性质这一观点。这一观察结果与视网膜中白细胞介素-6 是一种重要的细胞因子，负责维持正常的神经元功能和刺激神经保护作用的报道一致。用白细胞介素-6 治疗可以保护视网膜神经节细胞免受压力诱导的细胞死亡。此外，在一个视网膜脱落的实验模型中，基因消融或中和白细胞介素-6导致了感光细胞死亡的显著增加。然而，外源性白细胞介素-6治疗导致外核层光感受器密度显著增加。白细胞介素-6的这些不同作用可能归因于其通过两条不同的信号通路。经典的白细胞介素-6信号传导途径被认为是消炎和保护性信号传导途径，是由白细胞介素-6受体膜结合形式和无处不在表达的糖蛋白130介导的。只有像穆勒细胞（而不是内皮细胞）这样表达白细胞介素-6受体的细胞能够通过传统的白细胞介素-6信号传导。相反，白细胞介素-6反式信号传导通过白细胞介素-6与白细胞介素-6受体和糖蛋白130的可溶性形式结合而介导，被认为是更有利于炎症和促进血管生成的通路。在糖尿病患者中，白细胞介素-6水平的升高与眼部并发症的发生有关。然而，白细胞介素-6水平在糖尿病患者中增加是否是为了保护免受促炎症环境的影响，或白细胞介素-6水平的增加是否会协同增加糖尿病引起的炎症，目前尚未确定。

血管生长因子是一种肝素结合的同二聚糖蛋白，是一种强有力的有丝分裂因子，在血管形成、胚胎发育和血管生成过程中，可以促进内皮细胞的增殖、迁移和管道的形成，其效力反映在单倍体不足，在小鼠整体缺失一个单一的血管生长因子等位基因导致胚胎在器官发生过程中的致死性。血管生长因子通过一大群受体和辅助受体介导其功能，包括血管生长因子受体-1、血管生长因子受体-2、血管生长因子受体-3、神经纤毛蛋白-1、神经纤毛蛋白-2、血管内皮钙黏蛋白和整合素。针对糖尿病视网膜病变、新生血管年龄性黄斑变性和其他缺氧性视网膜疾病的深入研究表明，血管生长因子受体在这些疾病中诱导血管渗漏和视网膜新血管生成上起着重要作用，这导致了抗血管生长因子治疗的发展，作为对抗这些导致失明的一种主要策略。原位杂交和免疫组织化学提示，穆勒细胞衍生的血管生长因子可能在刺激视网膜屏障的破坏中起着重要作用，在早产儿视网膜病变的小鼠模型中，血管生长因子mRNA和蛋白定位于内核层的细胞体中。血管内皮生长因子阳性细胞呈明显的星型胶质形态，这是独立证实的。为了确定穆勒细胞衍生的血管生长因子是否是早产儿视网膜病变和糖尿病视网膜病变中视网膜新血管生成和血管渗漏的主要因素，研究者制作了 cre- 驱动系，通过用 floxed 血管生长因子小鼠繁殖 cre 小鼠，生成穆勒细胞特异性血管生长因子敲除的小鼠。在正常条件下，条件性血管生长因子敲除的小鼠在眼睛和身体其他部位似乎没有检测到表型变化。免疫印迹分析表明，条件性血管生长因子敲除小鼠在正常情况下，视网膜血管生长因子总量减少近 50%，在氧诱导性视网膜病变和链脲佐菌素诱导的糖尿病模型中，这一结果得到了免疫组化分析的证实。在这些结果支持之前，观察到穆勒细胞是视网膜中一个主要的血管生长因子产生者。为了检测穆勒细胞衍生的血管生长因子在糖尿病和缺氧性视网膜新血管生成中的作用，研究者利用氧诱导视网膜病变，一种在早产儿视网膜病变和糖尿病视网膜病变中被接受的啮齿动物视网膜新生血管模型，分析条件性血管生长因子敲除小鼠视网膜血管及相关参数的变化。荧光血管造影显示氧诱导条件下血管生长因子敲除小鼠视网膜新血管生成和血管闭塞分别减少 40% 和 30%。这个结果与苏木精 – 伊红染色视网膜切片中新生血管内皮细胞减少 34% 一致。由于这些血管的变化，眼内诱发的血管渗漏水平降低了 56%，用免疫印迹测量视网膜白蛋白。同样，糖尿病穆勒细胞特异性血管生长因子敲除小鼠在静脉注射链脲佐菌素 6 个月后，视网膜白蛋白水平降低了近 59%，这是由于荧光素标记白蛋白静脉注射的动物视网膜荧光减少所导致的。穆勒细胞衍生血管内皮生长因子的缺失也导致注射链脲佐菌素 6 个月后无细胞毛细血管减少 45%。

为了获得穆勒细胞衍生的血管生长因子在视网膜屏障分解过程中的机制，有学者研究了视网膜蛋白表达的改变和修饰。过氧亚硝基阴离子是由超氧阴离子与一氧化氮结合产生的，一氧化氮是视网膜氧化和炎症应激的代谢指标。过氧亚硝基阴离子水平的增加与糖尿病诱导的血管内皮生长因子上调有关，并在血管内皮生长因子通路和过氧亚硝基阴离子生成之间存在反馈。为了检测 mg 衍生的血管内皮生长因子在蛋白质硝化中的作用，研究者分析了过氧亚硝基酪氨酸的标志物。糖尿病 mg 特异性血管生长因子敲除小鼠在链脲佐菌素注射 2 个月后，硝基酪氨酸化蛋白降低了 19%，这表明穆勒细胞衍生的血管生长因子也促进了糖尿病视网膜病变核转录因子 NF-κB 的氧化应激，是糖尿病视网膜病变早期病变发生的主要介导因子。为了确定穆勒细胞衍生的血管生长因子在核转录因子 NF-κB 介导转录活性中的作用，研究者分析了核转录因子 NF-κB p65 亚基被激活（磷酸化）的水平。穆勒细胞特异性血管生长因子敲除小鼠在静脉注射 2 个月后，视网膜中激活的核转录因子 NF-κB p65 水平降低了 48%。细胞间黏附分子 -1 和肿瘤坏死因子 -1 等炎症标志物的表达上调。为了评价穆勒细胞衍生的血管生长因子在视网膜炎症中的作用，研究者分析了炎症标志物细胞间黏附分子 -1 和肿瘤坏死因子 -1 的水平。穆勒细胞衍生的血管生长因子缺失导致 mg 特异性血管生长因子敲除小鼠视网膜细胞间黏附分子 -1 和肿瘤坏死因子 -1 分别下降 53% 和 62%。

综上所述，穆勒细胞衍生的血管生长因子在糖尿病视网膜病变相关蛋白的表达或修饰和疾病早期炎症反应中起着重要作用，这可能是更严重病理结果的触发因素，如糖尿病视网膜病变的血管渗漏、血管损伤和新血管生成（图 3-2-1）。

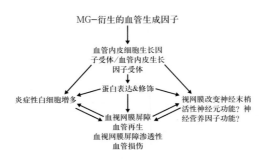

图 3-2-1　穆勒细胞衍生的血管内皮生长因子的功能

第三节 视网膜缺氧

A 模型已由 Curtis 等人提出,用以解释早期血流变化如何导致视网膜血管的低度慢性炎症,导致毛细血管脱落和进行性的、不可逆的缺血性缺氧,从而导致特征性的微血管变化。最早的生化和视网膜病理变化似乎开始于实验动物患糖尿病的第一周。这包括年龄的形成,血管内皮生长因子及其 mRNA 的过度产生,以及导致视网膜缺氧的毛细血管内皮细胞的渗漏。糖尿病诱导的缺氧性视网膜组织通过调节促血管生成和抗血管生成介质的平衡来刺激血管生成,从而导致视网膜新血管生成。缺氧的许多反应是由 HIF-1α 介导,这是一种氧敏感的转录因子。各种缺氧调节的细胞因子和生长因子参与了视网膜新血管生成的发病机制。各种血管活性药物、血管生长因子也是 HIF-1α 的下游靶点,受到了许多关注,在活性增殖性视网膜病变患者的玻璃体中,血管生长因子明显升高。因此,有必要更好地了解缺氧及其下游效应因子在疾病进展中的作用。

一、低氧预处理

低氧预处理是一种现象,在这种情况下,实体会短暂地承受各种压力和损害,从而提升对致命伤害的抵御能力。预处理刺激如缺氧、局部缺血、体温过低、内毒素预处理和光照已显示可激活多种促生存途径并提供强大的保护作用。此外,已经在肾、肝和视网膜及其他器官中研究了许多预处理方法。

二、低氧预处理的保护作用

低氧预处理或缺氧诱导的耐受性是指细胞、组织或器官暴露于轻度缺氧环境,导致对随后的缺氧或几分钟、几小时甚至几天后发生严重损害的耐受性积累。亚致死性缺氧称之为低氧预处理的刺激性"警告"信号。最初研究证实了低氧预处理在动物中的内源性保护功能,后来又在各种细胞类型和器官中发挥了保护作用。低氧预处理在心脏、大脑和视网膜及其他组织中都有描述。低氧预处理的细胞保护作用可分为 2 个阶段：首先，立即产生的保护作用在刺激后迅速出现，并且是短暂的，仅持续数小时；其次，在缺氧后数小时会出现更强的保护作用，持续数天甚至数周。低氧预处理晚期由 HIF 通过调节转录因子 HIF-1α 介导，从而靶向基因和蛋白质（如血管生长因子）的下游合成。许多研究报告了低氧预处理通过稳定 HIF-1α 提供组织保护和神经保护的能力。低氧预处理还强烈保护视网膜免受细胞死亡。这进一步鼓励探索穆勒细胞如何通过低氧预处理稳定视网膜微血管环境过程的机制。

三、穆勒细胞通过低氧预处理稳定微血管系统

根据低氧的保护作用，可以稳定视网膜中的 HIF-1α。低氧预处理的好处可能涉及对穆勒细胞激活的反向调节作用，并抑制随后分泌的促血管生成因子（包括血管内皮生长因子和血管生成素样蛋白-4）。

本文研究旨在回答以下几个问题。

1. 缺氧条件下的穆勒细胞能否增加视网膜血管渗漏和血管生成？

2. 在缺氧条件下通过低氧预处理能否稳定穆勒细胞，以保护视网膜内皮的血管完整性？

3. 低氧预处理稳定穆勒细胞中 HIF-1α 的潜在机制是什么？

第四章

低氧预处理对
穆勒细胞的保护

第一节　低氧预处理对穆勒细胞的保护概述

视网膜缺氧可见于许多威胁视力的疾病，包括视网膜中央动脉阻塞、缺血性视网膜中央静脉阻塞、糖尿病视网膜病变和阻塞性视网膜血管炎。缺氧环境诱导 HIF-1α 的表达，其在许多组织中调节靶基因，如血管内皮生长因子和一氧化氮合酶。在低氧应激条件下，氧敏感的 HIF-1α 亚单位降解减少，而其转录活性增强。增加的活性 HIF-1α 蛋白通过与 HIF-1β 结合定位于细胞核，形成异源二聚体，能够与特定（缺氧诱导）基因的 DNA 结合，并诱导基因表达的广泛变化，从而介导细胞、组织和细胞的适应，使生物体处于低氧状态。HIF 家族由三个已鉴定的成员组成，其中 HIF-1 是最具特征性的蛋白质。HIF-1 和相关下游调节基因的作用，特别是血管内皮生长因子，对视网膜发育、血管系统稳定性、适当的视网膜功能和视力维持至关重要。然而，HIF-1 靶向基因是一把"双刃剑"，在缺氧条件下，这些靶基因的过度表达通过增加视网膜血管生成和血管通透性，改变组织内稳态并导致眼部疾病。

穆勒细胞占视网膜胶质细胞的 90%。穆勒细胞横跨视网膜的整个厚度，从视网膜的内界膜到外核层的远端。在解剖学和功能上，穆勒细胞构成了视网膜神经元、玻璃体、视网膜血管（形成胶质界限）和视网膜下间隙之间的联系。然而，反应性穆勒细胞胶质增生常发生在哺乳动物视网膜对损伤的反应中。研究证明，穆勒细胞释放促炎性细胞因子、细胞因子和促血管生长因子可加重视网膜损伤。有证据表明，在体外缺氧的视网膜穆勒细胞和体内缺血的内视网膜中，血管内皮生长因子和血管生长素样蛋白 -4 被 HIF-1 上调。血管内皮生长因子和血管生长素样蛋白 -4 表达增加促进血管生成和血管通透性，导致血 – 视网膜屏障被破坏。

低氧预处理或缺氧诱导的耐受性，是指短暂的缺氧期，诱导对随后几分钟、几小时甚至几天后发生致命性损伤的保护。低氧预处理代表了对环境压力的基本适应性反应，细胞通过上调防御机制和转换为保护性表型来适应压力。有报道表明，低氧预处理能稳定视网膜中的HIF-1α，并保护光感受器免受光诱导的细胞死亡。虽然潜在的促存活机制还不完全清楚，但细胞对缺氧的反应是以基因差异调节为特征。因此，假设低氧预处理的有益作用可能涉及穆勒细胞活化的反向调节和抑制随后促血管生成因子的分泌。在这项体外研究中，证明了穆勒细胞的低氧预处理通过 HIF-1 调节稳定微血管。

第二节　低氧预处理对穆勒细胞的保护研究结果

一、低氧损伤 MIO-M1 细胞中诱导 HIF-1 依赖性的血管内皮生长因子和血管生成素样蛋白 -4 上调而不降低细胞活力

为了确定低氧预处理是否可以在低氧环境中改变 MIO-M1 细胞的反应，最初通过体外测定建立了 MIO-M1 细胞系的低氧反应曲线。与以前的报道一致，在缺氧（1% O_2）环境中培养时，MIO-M1 细胞仍然存活，在 48 小时内，HIF-1α 的蛋白表达增加，血管内皮生长因子和血管生成素样蛋白 -4 的基因表达和分泌增加。用地高辛预处理 MIO-M1 细胞以阻断 HIF-1α 的低氧诱导，抑制血管内皮生长因子和血管生成素样蛋白 -4 的产生（图 4-2-1）。

二、低氧 MIO-M1 细胞的条件培养基促进血管生成和血管渗漏

为了证实低氧处理的 MIO-M1 细胞引起分泌因子对血管生成和血管渗漏的潜在作用，将 HRMECs 用暴露于低氧环境下的 MIO-M1 细胞低氧条件培养基处理 48 小时。内皮细胞的增殖和通透性分别通过管形成和荧光素阳性细胞间信号来确定。与常氧条件培养基相比，低氧条件培养基增加了 HRMEC 管的长度。用地高辛预处理缺氧 MIO-M1 细胞的条件培养基导致总管长度减少，这与低氧条件培养基

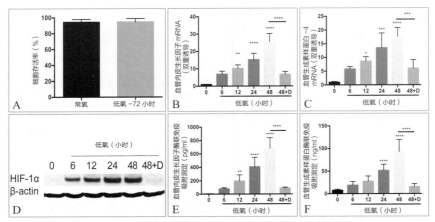

A. 延长的 1% O_2 低氧（72 小时）不会改变 MIO-M1 细胞培养物中的细胞活力染色（每组 $n=4$）；B~F. 将 MIO-M1 细胞暴露于缺氧状态（指示时间）会导致 HIF-1α 蛋白的增加及 VEGF 和 ANGPTL-4 mRNA 和蛋白水平的相应增加，这可以通过用 HIF 抑制剂进行预处理来抑制，地高辛（100 nM；缺氧前 2 小时，48+D）（每组 $n=4$）。数据代表来自 3 个独立实验的相对值，相对于对照的平均值 ± 标准差。*$P<0.05$；**$P<0.01$；***$P<0.001$；****$P<0.0001$，使用单次方差分析与 Dunn 检验进行统计比较以进行多重比较，而未配对的 Student't 检验和 Mann-Whitney 检验进行两次独立比较。

图 4-2-1　低氧诱导 VEGF 和 ANGPTL-4 而不影响细胞活性

相当（图 4-2-2A，图 4-2-2B，文后彩图 4-2-2）。此外，从 MIO-M1 细胞向低氧暴露的 HRMECs 单层促进了内皮细胞通透性，并受到地高辛的干扰（图 4-2-2C，图 4-2-2D）。总之，这些结果支持了 HIF-1α 介导 MIO-M1 细胞分泌促血管生成因子上调和功能的作用。

三、缺氧 MIO-M1 细胞中 HIF-1α 蛋白的积累和血管内皮生长因子表达

进一步扩展这些观察结果以确定合适的低氧刺激期以评估低氧预处理反应，希望确认 HIF 表达的早期低氧反应动力学。类似地，在低氧气条件下培养 MIO-M1 细胞，在 1 ~ 6 小时的几个早期时间点对 mRNA 和蛋白质表达水平进行定量。HIF、血管内皮生长因子和血管生成素样蛋白 -4 的表达随时间增加而增加。与常氧条件下的细胞相比，在 2 小时

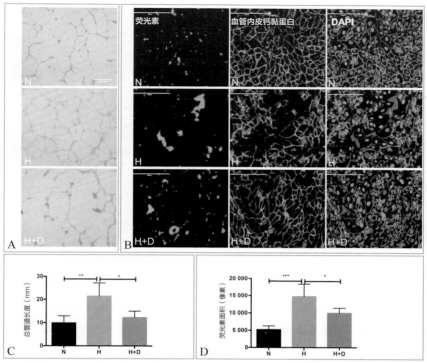

A、B. 来自 MIO-M1 细胞的条件培养基暴露于 1% O₂ 缺氧 48 小时（H）刺激了 HRMECs 管形成，相比之下，20% O₂ 缺氧条件（N）（每组 *n*=12），用地高辛（H+D）预处理可减少试管的总长度。用 Leica DMI6000 显微镜（×5）进行图像，比例尺 500μm；C、D. 荧光素阳性细胞间斑点的面积增加了来自缺氧 MIO-M1 细胞的条件培养基，并通过用地高辛进行预处理而减少（每组 *n*=3），比例尺 200μm，数据代表来自 3 个独立实验的相对值相对于对照的平均值 ± 标准差。*P<0.05；**P<0.01；***P<0.001；****P<0.0001，使用单次方差分析与 *Dunn* 检验对多个比较进行统计学分析。

图 4-2-2 低氧 MIO-M1 细胞的条件培养基促进血管生成和血管渗漏

内升高了 2.6 倍，在 4 小时后进一步升高了 3.9 倍（图 4-2-3A ~ 图 4-2-3E）。基于低氧预处理（短暂的低氧暴露）的概念，确定低氧暴露后的最初 6 小时内细胞反应会诱导 HIF 和促血管生成的表达，但无伤害作用。在此基础上，我们检查了暴露 1 小时、2 小时和 4 小时的低氧预处理效果，以评估低氧预处理的潜在有益作用。

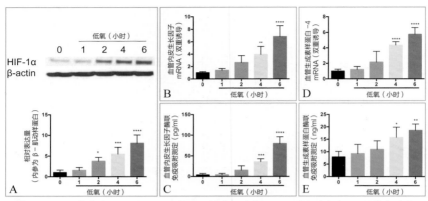

A. 将 MIO-M1 细胞暴露于 1% 的 O_2 不足（指示时间）可诱导 HIF-1α 蛋白稳定；B~E. 低氧条件导致 VEGF 和 ANGPTL-4 mRNA 和蛋白的表达增加，将所有样品标准化为其 β- 肌动蛋白表达（$n=4$）。数据代表来自 3 个独立实验的相对值相对于对照的平均值 ± 标准差，$*P<0.05$；$**P<0.01$；$***P<0.001$；$****P<0.0001$，使用单次方差分析与 Dunn 检验对多个比较进行统计学分析。

图 4-2-3　培养的缺氧 MIO-M1 细胞中 HIF-1α 蛋白的积累和 VEGF 表达

四、低氧预处理抑制缺氧诱导的 MIO-M1 细胞中 HIF-1α，血管生成素样蛋白 -4 和血管内皮生长因子的表达

　　低氧预处理方案包括将 MIO-M1 细胞初始短暂暴露于缺氧（1 小时、2 小时或 4 小时），在标准常氧条件下充氧 24 小时，然后再返回低氧环境 48 小时。比较低氧预处理持续时间对 MIO-M1 细胞未恢复正常氧水平的血管内皮生长因子和血管生成素样蛋白 -4 表达的影响。低氧预处理 2 小时后，mRNA 和分泌蛋白的水平均显著降低，低氧预处理 1 小时和 4 小时没有改变表达（图 4-2-4A ~ 图 4-2-4D）。为了研究低氧预处理对 MIO-M1 细胞的保护作用是否通过 HIF-1α 表达 / 调控的改变而介导，对来自低氧预处理和低氧样品的细胞裂解液进行免疫印迹分析。与血管生成标志物表达一致，低氧预处理 2 小时导致 HIF-1α 蛋白积累的最大衰减（图 4-2-4E）。

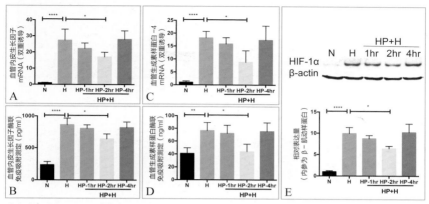

蛋白的表达与 20% O_2 常氧条件下（N）相比显著增加。在长时间缺氧（HP+H）损害之前，短暂暴露于缺氧 2 小时会显著降低 VEGF 和 ANGPTL-4 的表达。短暂的 HP 持续 2 小时也显著抑制了 HIF-1α 的诱导（每组 n=4）。数据代表来自 3 个独立实验的相对值与对照（N）的平均值 ± 标准差。$*P<0.05$；$***P<0.001$；$****P<0.0001$，采用单因素方差分析和 Dunn 检验进行统计分析，以进行多次比较。

图 4-2-4 低氧预处理可抑制 MIO-M1 细胞培养物中长时间缺氧诱导的 VEGF 和 ANGPTL-4

五、低氧预处理抑制缺氧诱导的 MIO-M1 细胞血管生成和血管通透性

数据表明，低氧预处理抑制缺氧引起 HIF 介导的促血管生成因子上调的潜在有益作用。因此，评估了低氧预处理后细胞反应的改变如何调节内皮细胞反应。用低氧条件培养基或低氧预处理的条件培养基处理 HRMECs 的单层膜，并评估管的形成和血管通透性。低氧条件培养基促进内皮细胞增殖，而经过低氧预处理 2 小时实验的 MIO-M1 细胞低氧预适应 -CM 则显示 HRMEC 管长和结形成分别显著减少了 35% 和 64%（图 4-2-5A ~图 4-2-5C，文后彩图 4-2-5）。低氧预处理 1 小时和低氧预处理 4 小时的条件不能显著降低血管生成的潜力。同样，对血管通透性的评估证实了低氧预处理赋予 MIO-M1 细胞的抗血管生成潜力。在低氧预处理 2 小时暴露来自 MIO-M1 细胞的条件培养基表明，穿过 HRMEC 单层的荧光素阳性细胞间信号降低，内皮细胞通透性降低

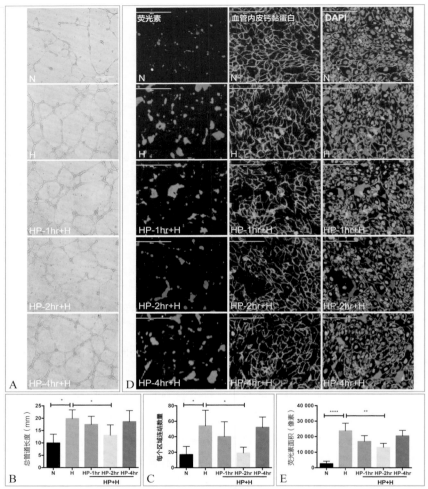

A~C. 来自暴露于 1% O_2 缺氧 48 小时（H）的 MIO-M1 细胞的条件培养基刺激 HRMECs 管形成的时间
（相比之下）为 20% O_2 正常氧状态（N），与低氧组相比，HP-2 小时的上清液减少了导管的总长度和结
节数（每组 $n=12$），用 Leica DMI6000 显微镜（×5）进行图像，比例尺 500μm；D、E. 将 HUVEC 铺在涂
有生物素化明胶的盖玻片上，使其生长至汇合，然后用来自培养的穆勒细胞的条件培养基处理 10 分钟，
加入荧光素-亲和素 3 分钟，固定细胞并进行 VE-钙黏蛋白（红色）的免疫荧光染色，以观察细胞与细
胞之间的接触。绿色荧光描绘了荧光素标记的抗生物素蛋白可渗透的区域，来自缺氧 MIO-M1 细胞的
条件培养基会增加荧光素阳性细胞间斑点的面积，并减少 HP-2 小时（每组 $n=3$），比例尺 200μm。数
据代表来自 3 个独立实验的相对值相对于对照的平均值 ± 标准差。*$P<0.05$；**$P<0.01$；***$P<0.001$；
****$P<0.0001$，使用单次方差分析与 Dunn 检验对多个比较进行统计学分析。

图 4-2-5　低氧预处理降低了 HIF-1 依赖性血管生成和血管通透性的上调

了 44%（图 4-2-5D ~图 4-2-5E）。尽管从低氧预处理 1 小时和 4 小时开始，条件培养基的血管渗漏程度略有降低，但差异无统计学意义。

六、低氧预处理可通过调节代谢信号来抑制低氧诱导的 MIO-M1 细胞活化

作为关键的转录因子，HIF-1α 还上调了参与糖酵解能量代谢和细胞存活的基因，包括 GLUT1 和几种糖酵解酶。常氧下 HIF-1α 的稳定化会损害 TCA 周期和线粒体活性。因此，假设低氧预处理可以通过调节氧化代谢来保护线粒体功能，从而阻止 HIF-1α 介导的糖酵解作为快速能源。

为了了解低氧预处理如何抑制 HIF-1α 的稳定性，研究雷帕霉素（mTOR）信号转导通路哺乳动物靶标的变化，该信号通路已知可调节 HIF。因此，响应 MIO-M1 细胞中的缺氧，mTOR 和 HIF 被上调，并在用雷帕霉素（mTOR 抑制剂）预处理后二者的表达均降低（图 4-2-6A，文后彩图 4-2-6）。在经过低氧预处理 2 小时实验的细胞中，观察到了 mTOR 和 HIF 表达的类似降低（图 4-2-6B）。

为此，探讨了缺氧与低氧预处理如何影响细胞代谢。为应对长时间的缺氧，MIO-M1 细胞切换到有氧糖酵解，这由 GLUT1 的表达增加和 SDHD 的表达减少所表明（图 4-2-6C，图 4-2-6D）。因此，在缺氧下转为氧糖酵解与 HIF-1α 的上调有关。有趣的是，低氧预处理 2 小时可防止这种切换为糖酵解，如减少的 GLUT1 和增加的 SDHD 表达所示。

如 OCR 结果所示，使用线粒体压力测试证实低氧条件下的细胞具有降低基础呼吸和最大呼吸情况。这表明与线粒体活性相比，细胞的有氧糖酵解增加，与代谢基因 GLUT1 和 SHDH 的表达谱一致（图 4-2-6E）。低氧预处理 2 小时部分保护了细胞的线粒体功能，与未暴露于预处理 / 缺氧条件下的细胞相比，低氧预处理 2 小时后测得的细胞基础和最大呼吸及备用呼吸能力显著增加（图 4-2-6F，图 4-2-6H）。

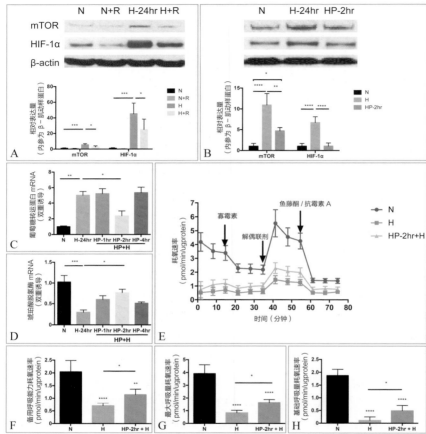

A. 将 MIO-M1 细胞暴露于 24%（H-24 小时）的 1% O_2 低氧，与 HIF-1α 相比，mTOR 的表达增加（与正常氧（N）和二者均比较，Normoxia 与雷帕霉素（N+R），雷帕霉素低氧（H+R），通过在蛋白质水平上用雷帕霉素（100 nM）预处理进行抑制（每组 $n=3$）；B. 与低氧治疗相比，HP-2 小时可通过抑制 mTOR 表达来抑制 HIF-1α 的表达，减少糖酵解并改善线粒体功能（每组 $n=3$）；C、D. 与常氧治疗相比，暴露于缺氧的 MIO-M1 细胞增加了 GLUT 和 SDHD 的基因表达，但是，与缺氧相比，HP-2 小时部分逆转了表达（每组 $n=4$）；E. 依次注射寡霉素，FCCP 和鱼藤酮 / 抗霉素 A 进行代表性的线粒体压力测试；F. 计算最大和基础 OCR 之间的差异作为备用呼吸能力；G. 最大呼吸量计算为 FCCP 注射后的最大 OCR 值与非线粒体 OCR 之间的差异；H. 基础呼吸计算为首次 OCR 测量与非线粒体 OCR 之间的差异。数据代表来自 3 个独立实验的相对值相对于对照的平均值 ± 标准差。$P<0.05$；**$P<0.01$；***$P<0.001$；****$P<0.0001$，使用单次方差分析与 Dunn 检验对多个比较进行统计学分析。

图 4-2-6　低氧预处理通过调节 mTOR 和减少 MIO-M1 细胞的糖酵解来抑制 HIF-1α 活化

因此，低氧预处理后，线粒体应激显示线粒体活性增加，这支持通过关键糖酵解酶 GLUT1 的 mRNA 表达降低而观察到糖酵解功能降低。

第三节　低氧预处理对穆勒细胞保护研究探讨

低氧预处理对组织（包括视网膜）的保护作用之前已被强调。虽然 MIO-M1 细胞的缺氧反应通过 HIF 依赖的促血管生成因子上调促进血管通透性，但低氧预处理的潜在保护作用在这些细胞中尚未被研究通过。目前，我们证明了低氧预处理对低氧反应中 HIF-1α 的稳定有显著降低作用。反过来，HIF 介导的促血管生成因子的转录和分泌减少。这种保护机制与 MIO-M1 细胞代谢状态的改变有关。

与先前的报道一致，已经证明缺氧 MIO-M1 细胞的条件培养基上调 HIF-1α，促进 HUVEC 培养中内皮细胞血管生成和血管通透性。虽然内皮细胞来源不同，但它提供了内皮细胞非特异性的原理及 2 种细胞类型之间紧密连接的共同调节。此外，研究数据证明了低氧预处理对缺氧 MIO-M1 细胞的保护作用，这种保护作用与其他数据一致，这些数据表明低氧预处理的细胞在随后的缺氧反应中延迟凋亡，低氧预处理的骨髓干细胞促进脑缺血大鼠的神经再生，低氧预处理的星形胶质细胞对严重缺氧具有耐受性，低氧预处理的神经元受到保护，免受随后缺氧和葡萄糖剥夺的影响。在实验中，发现受到幽门螺杆菌感染的细胞对随后的严重缺氧暴露表现出更好的耐受性。然而，低氧预处理作为一种短暂的缺氧诱导对随后严重损伤的保护作用尚不明确。我们评估了缺氧条件下细胞反应的时间过程，MIO-M1 细胞在 2 小时开始出现反应，而在 4 小时反应加剧。低氧预处理对血管通透性和血管生成的保护作用以 2 小时最佳，说明选择合适的低氧预处理时间具有重要意义。

有学者认为，代谢产物，特别是富马酸和琥珀酸，在癌症病理学中调节低氧诱导基因的表达，包括 HIF-1α。因此，评估了代谢途径作为低氧预处理 2 小时发挥保护性抗血管生成作用的潜在机制。发现缺氧时 HIF 的转录活性和 HIF-1α 的稳定依赖于 mTOR 的激活。尽管 mTOR 如何在细胞内调节 HIF 的机制仍不清楚，但结果证实了之前的癌症研究，mTOR 激活可在缺氧期间增强 HIF-1α 和血管内皮生长因子分泌的活性，而雷帕霉素可逆转这种情况。在实验中，低氧预处理显著干扰了 mTOR 的表达，提示低氧预处理可能通过 HIF-1α 抑制 mTOR 介导的促血管生成因子，从而为缺氧性视网膜病变治疗提供一个合适的策略。

此外，Lu 等人证明，癌症缺氧条件下糖酵解代谢终产物的上调——众所周知的 Warburg 效应，促进了 HIF-1α 蛋白的稳定性和 HIF-1α 诱导基因的激活。在实验中，发现缺氧条件下视网膜 MIO-M1 细胞的氧化代谢减少，这在低氧预处理后被部分阻止，如线粒体应激试验的 OCR 结果。此外，低氧预处理降低了糖酵解蛋白的基因表达，而 SHDH 的表达显著增加，提示 TCA 循环的使用。在 MIO-M1 细胞中观察到 GLUT 表达水平与 HIF-1α 表达的相关性，低氧预处理阻止 GLUT 的上调，随后阻止 HIF-1α 的上调。总的来说，研究者证明低氧预处理调节 MIO-M1 细胞的代谢，稳定细胞，阻止有氧糖酵解的转变，从而阻止血管生成。虽然提出了低氧预处理对血管生成的保护机制，但还需要进一步研究低氧预处理如何特异性地影响所有代谢途径和 HIF 调节。

抑制 HIF-1α 和 HIF-1α 介导的基因表达已成为肿瘤治疗的主要靶点。此外，低氧预处理在减少脑缺血组织损伤方面的有益作用也被认为涉及 HIF-1α 介导的基因表达。视网膜 MIO-M1 细胞和体外血管生成模型的数据进一步证明，调节有氧糖酵解的治疗也可能以 HIF-1α 为靶点，低氧预处理代表了缺氧性视网膜病变的潜在治疗策略。总之，低氧预处理对缺氧损伤有明显的保护作用，抑制 HIF-1α 的活化。亚致死性低氧预处理 MIO-M1 细胞可抑制促血管生成因子的表达，减少对内皮细胞增殖和渗漏的促进作用。这些结果进一步说明了低氧预处理在预防缺氧损伤中的重要性。

第四节　低氧预处理对穆勒细胞保护的研究方法

一、细胞培养和试剂

MIO-M1 细胞在含有高糖和稳定谷氨酰胺的 DMEM 培养基中培养，添加 10% 胎牛血清。人原代视网膜微血管内皮细胞在完全人内皮细胞培养基中培养，人脐静脉内皮细胞在内皮细胞生长培养基中培养。凋亡（坏死）检测试剂盒用于评估低氧预处理诱导的细胞活力。将 MIO-M1 以 3×10^4 的密度接种于 96 孔板中，在缺氧和常氧培养箱中培养 3 天。然后用凋亡（坏死）检测试剂盒对细胞进行染色。在荧光显微镜下，通过计算凋亡细胞和坏死细胞的数量来量化 MIO-M1 细胞的存活率。

将 MIO-M1 细胞在正常条件下培养至融合状态，然后转移至 1% O_2、94% N_2 和 5% CO_2 的缺氧室。对照物在标准常氧条件下培养相同时间。在低氧预处理实验中，将 MIO-M1 细胞转移到缺氧培养条件下，持续一定时间（1 小时、2 小时和 4 小时），然后在常氧培养箱（95% 空气、5% CO_2）中恢复 24 小时，然后在缺氧环境中再培养 48 小时，再孵育后，收集上清液和细胞进行定量分析。

二、实时定量 PCR

采用 TRIzol™ 试剂提取总 RNA。总 RNA 通过 Nanodrop 定量，并在 ImProm II™ 反转录系统合成 cDNA 之前用 RQ1 无 RNA 酶 DNase 处理。应用实时 PCR 系统在一步法上扩增 cDNA，所用引物序列为：β- 肌动蛋白（β-actin），正向 5'-GGGAATCGTGCGTGCATTAAG，反向 5'-TGTGTTGGCGTACAGGTCTTTG；HIF-1α，正向 5'-GAAGGCAAGTCCTCAAAG，反向 5'-TGGGAGAGATGGAGATGCC；ANGPTL-4，正向 5'-GGACAGGCCTATAGCCTG，反向 5'-CTCTTGGCAGTCTC；琥珀酸脱氢酶复合物亚基 D（SDHD），正向 5'-ATGGCGGTTCTCTG

AGGCTG，反向 5'-GAGCTCCAGCATGGCAAC 葡萄糖转运蛋白 1（GLUT1），正向 5'-TCACTGGCTCTCGTTCTG，反向 5'-CCTGTCTCGCAGAGATCC。所有测量重复进行，实验至少独立进行 3 次。

三、免疫印迹分析

为了分析蛋白质水平，培养的细胞用冰冷 PBS 冲洗 2 次，然后用冰冷细胞裂解液裂解。细胞裂解物在 4 ℃下以 14 000 g 离心 10 分钟，将上清液转移到新鲜试管中，并使用蛋白质分析试剂盒测定每个样品中的蛋白质浓度。然后将等量蛋白质与 4×SDS 样品缓冲液混合，在 90 ℃下煮沸 10 分钟，并使用 4%～20% 凝胶溶解。电泳后，通过电泳转移将蛋白质转移到 PVDF 膜上。用 5% 脱酯乳封闭膜 2 小时，冲洗，并在 4 ℃下用以下一级抗体培养过夜：抗 HIF-1α 和 mTOR 兔单克隆抗体。然后通过在 PBS/0.1% triton x-20 中洗涤膜去除多余抗体，并将膜与辣根过氧化物酶结合的二级抗体孵育 2 小时。在 PBS/0.1% triton x-20 中进一步洗涤后，使用 ECL 试剂开发信号并通过电子成像系统捕获。

四、酶联免疫吸附实验

为了量化分泌的血管内皮生长因子和血管生成素样蛋白 -4 的水平，使用人血管内皮生长因子或血管生成素样蛋白 -4 ELISA 试剂盒测定缺氧条件下的 MIO-M1 细胞培养上清。每个实验条件使用 3 个样品。在每个实验中，所有的样品和标准品都被测量了 2 份。

五、小管形成

使用生长因子还原基质凝胶进行血管形成实验。将 50μL Matrigel 加入预先冷却的 96 孔板中，置于 37 ℃ CO₂ 培养箱中 30 分钟。计数 HRMEC，并将 2×10⁴ 细胞接种于 100 μL 培养基中，与 50 μL 供试品混合，然后添加到 Matrigel 表面。18 小时后，用宽视野显微镜拍摄相衬照片。用 ImageJ1.46r 对全管长度进行定量。

六、渗透率分析

利用体外血管通透性成像分析在 18 mm × 18 mm 方形塑料盖玻片上进行通透性可视化实验。HUVEC 细胞在生物素化明胶包被的盖玻片上以 4.5×10^5 细胞 / 皿的密度在 35 mm 培养皿中培养 48 ~ 72 小时。刺激前，将培养基改为含 2% 胎牛血清的 EGM-2 培养 2 小时。然后将培养基与供试品按 1 : 3 的比例混合，在 37 ℃下培养 30 分钟，然后评估 HUVEC 细胞单层通透性。将荧光素 – 链霉亲和素（25 μg/mL）直接添加到培养基中 5 分钟，然后进行 2 个洗涤步骤（3 mL PBS，pH7.4，37 ℃）。将细胞固定（3.7% 甲醛在 PBS 中放置 10 分钟），并进行 VE-cadherin 染色。荧光素和 VE-cadherin 染色的重叠显示 VE-cadherin 周边定位和荧光素 – 链霉亲和素局部通透性增加之间的相互关系。在生物素化明胶塑料盖玻片上生长的细胞中观察到条件培养基诱导的局部通透性变化。在共聚焦激光显微镜下观察荧光素 – 链霉亲和素与细胞单层下生物素化明胶的结合模式。

七、细胞外通量分析

使用细胞外通量分析仪评估细胞代谢。以每孔 3×10^4 的密度接种 MIO-M1 细胞，并用适当的试剂处理。实时测量耗氧率标准化总蛋白含量并使用 BCA 分析。使用每种分析专用试剂的预优化进样。细胞丝裂原应激试剂盒注射液：寡霉素、FCCP 和抗霉素 A、鱼藤酮。

八、统计学分析

细胞培养和动物模型的结果显示至少 3 个独立实验的平均值 ±SD。采用单因素方差分析和 *Dunn's* 检验进行多重分析比较，而未配对的 *Student's t* 检验和 *Mann-Whitney* 检验用于 2 个实验组单独比较。使用 *Prism 6.0* 软件进行统计分析，以 $*P < 0.05$；$**P < 0.01$；$***P < 0.001$；$****P < 0.0001$ 为差异有统计学意义。

第五节 低氧预处理对穆勒细胞保护的研究总结

本研究的最初目的之一是证明低氧预处理对缺氧反应中 HIF-1α 稳定具有强大的作用。实验发现暴露于低氧预处理后，HIF 介导的转录和促血管生成因子被下调。这种保护机制与视网膜穆勒细胞线粒体代谢的调节有关。

糖尿病会导致明显的视网膜微血管并发症，包括血管渗漏和新血管形成。大量临床和实验表明，视网膜缺血或缺氧是导致视网膜新生血管形成、血管渗漏和黄斑水肿的主要因素之一，可导致糖尿病视网膜病变视力下降。研究表明，视网膜穆勒细胞来源的血管内皮生长因子在视网膜缺血或缺氧条件下显著增加了新生血管形成和血管通透性，表明穆勒神经胶质细胞在维持视网膜微血管动态平衡中起着至关重要的作用。在炎热的条件下，穆勒细胞通过平衡促血管生成因子和抗血管生成因子的分泌来调节血视网膜屏障的完整性，如血管内皮生长因子，色素上皮衍生因子脯氨酸和 thrombospondin-1 等。在糖尿病视网膜病变中，视网膜缺氧会破坏穆勒细胞的稳态，导致促血管生成因子（尤其是血管生长因子）的分泌增加，继而引起血管生成和血管渗漏。

血管生长因子对于视网膜血管的发育至关重要，而血管生长因子的过度表达会破坏血视网膜屏障的完整性。最近，Sodhi 等研究发现尽管低氧性视网膜穆勒细胞抑制了血管生长因子的表达，但仍可诱导血管通透性，这表明视网膜血管疾病中还存在其他 HIF 依赖性因子。缺氧穆勒细胞来源的血管生成素样蛋白 -4 表达导致体外和体内模型的血管渗漏和血管生成。与之前的研究一致，本研究表明缺氧的穆勒细胞中 HIF-1α 蛋白水平和促血管生成因子（血管内皮生长因子和血管生成素样蛋白 -4）的表达显著增加。研究发现缺氧的穆勒细胞在条件培养基中血管生长因子和血管生成素样蛋白 -4 的上调显著促进了 HUVEC 培养物中的管形成和通透性。结论是在低氧的穆勒细胞中应用地高辛阻断 HIF-1α 翻译时，血管内皮生长因子的表达会减弱。

　　除促血管生成因子外，之前的研究表明，多种低氧诱导的细胞因子和其他生长因子也可导致糖尿病视网膜病变。在缺氧时，这些细胞因子激活 HIF-1α，因此，HIF-1α 是调节缺氧性视网膜微血管疾病的关键靶标。通过抑制 HIF-1α，从而修饰下游靶基因的表达，HIF-1α 已成为癌症治疗的主要靶标。然而，系统性地剔除氧依赖性调节成分 HIF-1α 是致命的。同时，多项研究集中在开发特定的治疗靶标上，例如，蛋白束、小分子杆和 RNAs 杆，以局部抑制组织中的 HIF-1α。尽管目前尚无任何选择性的 HIF-1α 抑制剂被批准用于临床，但未来的研究将需要开发一种在缺氧性视网膜疾病中特异性稳定的 HIF-1α 抑制剂。

　　组织或生物体处于亚致死性应激条件下的预处理最近已被证明是减轻动物模型中神经和视网膜变性的有效策略。此外，低氧预处理减少脑缺血引起组织损伤的有益作用也被认为与 HIF-1α 介导的基因表达有关。因此，本研究分析了低氧预处理与 HIF-1α 表达之间的联系。

　　本研究首次探讨了低氧预处理在视网膜穆勒细胞中的潜在保护作用，并证明低氧预处理有降低 HIF-1α 稳定性的重要作用。反过来，HIF-1α 介导促血管生成因子的转录和分泌减少。低氧预处理的低氧穆勒细胞培养基可显著抑制体外血管形成和血管通透性。该保护作用与其他数据一致，表明低氧预处理可以响应进一步的低氧损伤而延迟细胞凋亡，骨髓干细胞的低氧预处理可以刺激大鼠脑缺血的神经再生和低氧预处理星形胶质细胞耐受严重缺氧。在这些实验中，已经表明经低氧预处理的细胞对随后的严重缺氧暴露表现出改善的耐受性。

　　Thiersch 等研究结果显示，常氧（21% O_2）对照小鼠的光感受器在暴露于光线时会发生细胞凋亡。相比之下，经过 4 个小时的复氧后，通过缺氧（6% O_2）预处理 6 个小时的小鼠视网膜形态和功能得以完全维持。当小鼠的视网膜暴露于 6%～10% 氧浓度时，可以完全保护视网膜免受光诱导的变性，其中 14% 氧显示中等水平的保护，而 18% 氧则没有任何保护作用。因此，低氧预处理的氧水平与视网膜神经保护水平相关。同时，研究表明，通过评估缺氧条件下细胞反应的时程，低氧预处理的保护作用位于狭窄的时间范围内。低氧预处理对通透性和血管生成测定的保护作用在 2 小时内最佳，这表明选择合适的低氧预处理持续时间非常重要。此外，源自低氧预处理的潜在保护因子可能会短暂存在，且在复氧过程中会迅速降解或失活。

已证明代谢产物，特别是富马酸盐和琥珀酸盐可调节癌症病理学中包括 HIF-1α 在内的缺氧诱导基因表达。在本研究中已评估了代谢途径，将其作为低氧预处理 2 小时发挥保护性抗血管生成作用的潜在机制。进一步表明，在缺氧条件下，HIF-1α 的转录活性和 HIF-1α 的稳定性取决于 mTOR 的激活。这些数据证实了先前的癌症研究，该研究表明，mTOR 激活可有效增强缺氧期间 HIF-1α 和血管内皮生长因子的分泌，并可被雷帕霉素逆转。低氧预处理显著干扰 mTOR 的表达，这表明低氧预处理可通过抑制 HIF-1α 介导的 mTOR 介导的促血管生成因子，为缺氧性视网膜病变治疗提供合适策略。

此外，Lu 等研究证明了在缺氧条件下癌症中糖酵解代谢终产物上调 Warburg 效应，促进了 HIF-1α 蛋白的稳定性和 HIF-1α 诱导基因的激活。在这项研究中，支持线粒体压力测试的 OCR 结果，低氧预处理后缺氧性视网膜穆勒细胞氧化代谢的降低得到部分阻止。此外，低氧预处理降低了糖酵解蛋白的基因表达，而 SDHD 表达则显著增加，表明 TCA 循环的展开。已经观察到穆勒细胞中 GLUT 表达水平与 HIF-1α 表达的相关性，其中低氧预处理阻止了 GLUT 及随后 HIF-1α 的上调。总的来说，获得的结果表明，低氧预处理调节穆勒细胞的代谢，稳定细胞，防止切换到有氧糖酵解，并防止血管生成。数据表明，低氧预处理可能适用于改善糖尿病视网膜病变中微血管环境的临床方法。

总而言之，低氧预处理通过抑制视网膜中 HIF-1α 的激活，对缺氧损伤进行了显著的保护作用。亚致死性低氧暴露预处理视网膜穆勒细胞抑制促血管生成因子的表达，此后减少促进内皮细胞增殖和渗漏的能力。这些结果进一步表明，低氧预处理在缺氧条件下稳定视网膜穆勒细胞的重要性。

大量研究表明，糖尿病视网膜病变中微血管的致病性改变之前，胶质神经元的功能障碍受到了干扰。因此，维护糖尿病视网膜病变中神经血管单元的完整性比仅控制血管病变更为重要。

第六节　低氧预处理对穆勒细胞保护的前景展望

穆勒细胞是视网膜中主要的胶质细胞，通过维持其微环境、结构和生理，在视网膜发育中起重要作用。研究表明，穆勒细胞有助于维持血视网膜屏障的完整性，并支持视网膜中的神经元及其功能。相反，选择性切除视网膜中的穆勒细胞会导致血视网膜屏障破裂及血管新生。它还会诱发视网膜发育不良和异常的神经递质循环，进而导致神经元细胞凋亡和视网膜退化。

研究表明，低氧预处理激活了多种促生存的途径并防止小鼠和人类的神经元退化。缺氧和缺血预处理可以保护视网膜免受细胞死亡。因此，低氧预处理应该是调节视网膜神经保护的极佳候选者。同时，HIF-1α 与预处理后骨髓间充质干细胞的存活有关，而 HIF-1α 控制着参与凋亡基因的表达。结果表明，低氧预处理后，在缺氧的穆勒细胞中 HIF-1α 的水平降低，需要进一步研究，以评估视网膜穆勒细胞的低氧预处理在视网膜神经节细胞中是否具有保护作用，防止丢失或维持视网膜的正常功能。

第五章

神经肽与糖尿病视网膜病变

近几年来，临床上在寻找糖尿病视网膜病变治疗方面付出了相当大的努力。已经发现肽能机制（神经肽及其类似物，通过其多个受体激活多种信号转导途径）在药物开发策略中具有潜在的重要意义。近30年来，研究者对人视网膜神经肽及其在糖尿病视网膜病变机制中可能与肽能信号转导有关成分的相关知识积累了大量参考资料。本章综述了人视网膜神经肽及其受体，以及糖尿病视网膜病变机制的相关理论。通过整理这些信息，还可以讨论某些新肽及其类似物／拮抗剂的治疗潜力，以及糖尿病视网膜病变的现有临床治疗方法。目前，治疗策略可能的研究方向：刺激生长抑制素相关途径、垂体腺苷酸环化酶激活多肽相关途径和抑制血管紧张素途径。这些途径可能导致抑制血管内皮生长因子的产生和神经元凋亡，因此，可以节省图像的光学质量和视网膜中神经电路的处理能力。

威胁视力的视网膜神经退行性疾病分为2大类：其中一类由遗传缺陷引起，如视网膜色素变性和小眼球；而其他视网膜变性疾病，如青光眼、缺血、黄斑变性和糖尿病视网膜病变，则被认为是病理代谢过程的后果。激素／代谢物水平或血液／房水压力变化这些过程导致细胞外谷氨酸水平升高。这些过程导致细胞外谷氨酸水平升高，可引起兴奋性毒性损伤的神经保护因素决定视网膜神经元的存活。

据报道，遗传性和代谢性疾病都会导致视网膜神经元的进行性丢失，从而导致视力损害。根据公开搜索，过去10年，研究者已发表了大量关于上述疾病的诊断、病理机制和治疗论文（超过2万篇）。然而，很少有文献讨论神经肽在视网膜退行性病变机制中可能发挥的作用；同时，一些文章也为实验模型中代谢应激条件下神经肽介导的结构和功能保护提供了依据。

本章综述了近30年来对人视网膜神经肽及糖尿病视网膜病变机制中可能与肽能信号转导有关因素的研究进展。首先，笔者整理了一份神经肽及其受体的清单，这些神经肽及其受体在人类视网膜中的存在已得到明确证实，然后回顾了与人类和实验模型糖尿病视网膜病变机制相关的理论，最后整理了这些信息。此外，还讨论了某些新肽及其类似物 / 拮抗剂的治疗潜力，以及糖尿病视网膜病变的现有临床治疗方法。

第一节　人视网膜中的神经肽

视网膜是眼睛中的一种结构，与眼睛的脉络膜层紧密相连。它由神经组织组成，但色素上皮除外。视网膜神经细胞由三层细胞组成。光感受器外段嵌入色素上皮的突起中；这些细胞的胞体位于外核层。它们的作用是光传递，即将光信息转化为神经信号。二级神经元（双极细胞和水平细胞）的体细胞，即所谓的无长突神经细胞和主要的胶质细胞成分（穆勒细胞）构成内核层。最里面的细胞层包含神经节细胞和移位的无长突细胞，称为神经节细胞层。光感受器与外网状层的双极和水平细胞突起形成突触。这是视觉信号形成的第一个地方；视网膜内神经元的拮抗中枢 – 周围特性主要起源于这一层。内网状层由双极细胞的轴突、肾上腺分泌细胞和神经节细胞的树突组成。这一层比外丛状层厚 10 倍多，包含更多的突触。这里的突触计算视觉单词的边缘、运动、对比度、亮度和颜色等属性。所谓的视网膜直通通路将经过加工的视觉信息传送到大脑，可以被描述为一系列神经元及其突触（光感受器）⇒ 双极电池 ⇒ 甘胶细胞。这些突触使用谷氨酸作为神经递质，而水平和无长突细胞使用甘氨酸和 g- 氨基丁酸作为主要递质。神经肽常与无长突细胞中的 g- 氨基丁酸和甘氨酸共定位；宽视野无长突细胞倾向于含有 g- 氨基丁酸而不是甘氨酸。

一、人视网膜神经肽产生元件的鉴定

神经肽在人视网膜中的存在主要通过免疫细胞化学、放射免疫分析和色谱法进行研究。早期，人们已经证实，在视网膜神经细胞中，只有黑色素细胞和神经节细胞产生神经肽。然而，只有无长突细胞在视网膜组织内（确切地说，在内网状层）释放其递质 / 神经肽含量，因为神经节细胞将其轴突发送到大脑，并且它们没有反复出现侧支循环。此外，

神经节细胞的树突状递质释放没有证据。相反，神经肽可能来自视网膜的非神经细胞，如 RPE、穆勒神经胶质和一些肽也可以由视网膜外来源产生（表 5-1-1）。迄今为止，在人类视网膜中已经确定了近 20 种神经肽，其中一些是由非神经因素引起的穆勒细胞或色素上皮。

二、神经肽在哺乳动物视网膜中某些明确的生理作用

已有研究报道神经肽在哺乳动物视网膜中的生理作用，但收效甚微，关于人类视网膜神经肽功能的知识更为匮乏。本节简要概述了哺乳动物神经肽的可能物理作用，这些神经肽与人类视网膜中的细胞类型相似。

（一）血管紧张素

血管紧张素 II 在过去几年中，一些神经肽可能由人类视网膜的非神经细胞产生（如血管紧张素和可的松）。在 ATs 中，血管紧张素 II 和 AT1-AT7 主要由穆勒细胞神经胶质细胞和少量的色素上皮 / 脉络膜复合体。2 种主要的受体类型（AT1R 和 AT2R）都存在于视网膜中，其中 AT1R 占优势。因此，在正常和病理状态下，局部血管紧张素信号可能有调节神经血管功能的作用。

（二）可的松

可的松可导致视网膜非神经细胞产生神经肽，其作用可能是在应激条件下胶质细胞的活化。其受体与生长抑素激活的受体相同。可的松对神经信息处理的影响目前尚不清楚。然而，据推测，可的松是位于视网膜色素上皮中信号系统的一部分，该系统显示出与下丘脑 – 垂体 – 肾上腺轴平行的特性。

（三）神经肽 Y

神经肽 Y 存在于人类视网膜的宽视野无长突细胞和大神经节细胞中，但必须注意的是，在某些物种中，它也存在于非神经成分中（穆勒细胞、神经胶质细胞、内皮细胞和小胶质细胞）。通过嘌呤能旁分泌机制，谷氨酸激活神经肽 Y，进而抑制渗透性胶质细胞肿胀，最终影响视网膜的容积稳态。神经肽 Y 对视网膜神经元最重要的生理作用

表 5-1-1　人视网膜中的神经肽

神经肽	神经元	穆勒细胞	色素上皮	外在的,有受体的	受体
血管紧张素 II	未识别的细胞类型	+	+	+ +	AT1 和 AT2 受体
缓激肽		?	+	+	B1 受体
可的松	未识别的细胞类型	−	+ +	−	SST 1、2、4 受体
脑啡肽类	无长突细胞	−	−	−	sigma 受体
红细胞生成素	?	+		+ +	EPO- 受体
神经激肽 A 和 B	无长突细胞,神经节细胞	−	−	−	NK-1 和 NK-3 受体
神经肽 Y	无长突细胞,神经节细胞	−		−	Y1、Y2、Y4、Y5
神经降压素 6	无长突细胞,神经节细胞				不明
增食欲素 A 和 B	无长突细胞,神经节细胞	−	+	+	OX-R1
垂体腺苷酸环化酶激活肽	无长突细胞,神经节细胞	−	−	−	PAC-1 受体 VPAC1 和 2
分泌性神经素	无长突细胞,神经节细胞				不明
生长抑制素	无长突细胞,移动性无长突细胞	−	−	−	SST1、2、4 受体
P 物质	无长突细胞,神经节细胞	−	−	−	NK1 和 NK3 受体
促甲状腺素释放激素	无长突细胞	−	−	−	TRH-R1 和 TRH-R2
尿皮质素	?	−	+	−	CRF-1 受体
血管活性肠肽	无长突细胞,移动性无长突细胞	−	−	−	VPAC1 和 2 受体

符号如下:+,存在;++,大量存在;?,还未证明。

是通过 Y1、Y4 和 Y5 受体抑制细胞内 Ca^{2+} 浓度对去极化刺激的反应,并通过 Y2 受体抑制腺苷酸环化酶活性。

(四)垂体腺苷酸环化酶激活肽

光镜和电镜观察显示垂体腺苷酸环化酶激活肽(pituitary adenylate

cyclase activating polypeptide，PACAP）在无长突细胞、水平细胞和神经胶质细胞中表达呈阳性。在超微结构水平上，于质膜附近、粗面内质网和细胞质基质中均可见 PACAP 样免疫反应。在大鼠、小鼠、兔、猪和小牛的视网膜及各眼组织中显示出对已产生 cAMP 的刺激，其中，2 种形式的 PACAP 均可强烈刺激腺苷酸环化酶。PACAP38 比 PACAP27 刺激腺苷酸环化酶更有效，二者均比血管活性肠肽（vasoactive intestinal peptide，VIP）效果明显。其他研究显示，PACAP27 和 PACAP38 在 cAMP 形成过程中具有相似的效力，同时发现 PACAP 还提高了肌醇一磷酸的水平。垂体腺苷酸环化酶激活多肽与谷氨酸共同储存在视网膜神经节细胞亚群中，这些细胞投射到视交叉上核并控制昼夜节律周期。

（五）生长抑素

生长抑素主要定位于无长突细胞（在某些物种中为无长突细胞移位）的增殖，在少数物种中，其也存在于神经节细胞。人们普遍认为，生长抑素的分布反映了其在视网膜中具有多效性的作用。在视网膜中，生长抑素具有多方面的生理作用，主要影响神经节细胞感受野类型。SST 可引起全身兴奋，阈值浓度约为 100 nM；此外，其还增加了信噪比（光诱发与自发尖峰的比率，这是由于自发活动减少，同时光诱发峰值增加所致），并导致中心 – 周围平衡向更占优势的中心转移。在外视网膜，大多数 SST2 受体被发现。SST 直接或通过多巴胺能和非多巴胺能途径影响光转导和光适应过程，主要激活 SST2A 受体。视网膜内细胞及某些神经节细胞均具有 SST4 受体。这种受体类型可能抑制钙内流，从而降低神经节细胞的尖峰活性；因此，它可能促进神经节细胞的存活。

（六）P 物质

在灵长类视网膜中，有详细的关于 P 物质阳性无长突细胞的循环的资料，但对其生理机制知之甚少。P 物质免疫反应无长突细胞树突主要靶向双极细胞轴突终末和神经节细胞树突。此外，P 物质作为一种兴奋性神经递质，提高神经节细胞反应的自发活动水平。也有报道，P物质是通过其 NK1 受体介导视网膜发育的生理调节器。

（七）血管活性肠肽

血管活性肠肽在灵长类视网膜中，在内核层和神经节细胞层都可以看到 VIP 阳性细胞的镶嵌图。在视网膜切片中，VIP 增强了 GABAA 受体在分离的视网膜神经节细胞中引起的电流。研究还表明，脑源性神经营养因子（brain-derived neurotrophic factor，BDNF）调节视网膜 VIP 的表达，因为与野生动物相比，缺乏脑源性神经营养因子的小鼠视网膜 VIP 的表达量仅为 5%。

（八）其他

在人类视网膜中，仅在人类视网膜中经化学鉴定而非生理作用的其他神经肽已被报道如下：缓激肽、脑啡肽、红细胞生成素、神经激肽 A 和 B、神经紧张素、增食欲素 A 和增食欲素 B、分泌素、促甲状腺素释放激素和尿皮质素。

第二节　神经肽与糖尿病视网膜病变关系

近年来，人们已经清楚地认识到，神经肽在糖尿病视网膜病变进展中的作用可分为 2 类：有些肽促进了 sym 的发育，而其他的肽则能够减缓或消除 sym。首先，考虑哪些神经肽参与了病理发生，其次，考虑哪些存在潜在保护性。

一、促糖尿病视网膜病变神经肽

在人类视网膜中发现的 2 种肽目前被认为是导致糖尿病视网膜病变发生的重要因素：AT 和促红细胞生成素。然而，这 2 种肽也存在于循环血液中。促红细胞生成素的作用具有争议，因其已被列为亲和抗糖尿病视网膜病变的神经肽。

血管紧张素 II 在糖尿病视网膜病变发生中的 2 个主要作用已被描述。首先，AT 通过其 I 型受体促进突触降解，从而导致神经功能障碍；

其次，通过激活血管内皮生长因子，AT 导致血 – 视网膜屏障的破坏。第 1 种机制，AT Ⅰ型受体阻断可以阻止细胞外信号调节激酶的激活，这为治疗提供可能性；第 2 种机制，血 – 视网膜屏障的破坏伴随着紧密连接蛋白的丢失和血管内皮生长因子的上调，Ⅰ型和Ⅱ型受体都参与其中，这 2 种作用都可以通过阻断血管紧张素转换酶来缓解。

促红细胞生成素在视网膜色素上皮和神经视网膜中均明显上调，这意味着促红细胞生成素在视网膜血管生成和血栓形成过程的作用增加。然而，这种上调并不会导致红细胞生成素受体数量的增加。此外，红细胞生成素的过度表达与缺氧诱导其因子 mRNA 的表达无关。因此，缺氧以外的刺激剂参与了这个过程。有报道称，红细胞生成素分子的一部分螺旋 B 表面肽虽然不是红细胞和血管生成的，但具有组织保护特性。其中包括细胞因子表达减弱，胶质纤维酸性蛋白表达上调抑制穆勒细胞凋亡。

二、抗糖尿病视网膜病变神经肽

目前研究报道显示，仅有 2 种神经肽类似物具有明确的神经保护作用：PACAP 和生长抑素。对于 Cst、神经肽 Y、P 物质和 VIP 等其他神经肽可能的抗糖尿病视网膜病变作用，目前证据较少。

PACAP 属于垂体腺苷酸环化酶 / 胰高血糖素超家族，在整个进化过程中具有非常保守的结构。PACAP 受体属于 G 蛋白偶联，可分为两大类：PAC1 受体，其结合 PACAP 的亲和力高于 VIP，以及 VPAC 受体，它们以相似的亲和力结合 PACAP 和 VIP。PACAP 在新生大鼠视网膜治疗 5 分钟后，诱导转录因子磷酸化，在维持受损视网膜组织的抗凋亡机制方面也很重要。在诱导型糖尿病中，其通过上调 PAC1 受体来挽救视网膜光感受器、多巴胺能无长突细胞和神经节细胞的死亡。此外，在动物实验中，在糖尿病 3 周后 PACAP 将 B 细胞淋巴瘤 Bcl-2 和 p53 水平恢复到正常，表明具有显著的抗凋亡作用。

生长抑素是一种广泛分布于神经系统的神经肽，以 14 肽和 28 肽两种形式存在。除了其在垂体的主要作用（抑制生长激素的产生），还强烈影响着记忆形成、周围疼痛感和肥胖等几个过程。

已克隆出跨膜生长抑素受体类型，其中 SST1、SST2 和 SST4 均上调晚期磷脂酶 C 和磷脂酶 A2，下调腺苷酸环化酶。在视网膜中，SST1、SST2 和 SST4 受体的数量最多；SST1 受体能够调节生长抑素释放，而 SST2 和 SST4 受体能够调节视网膜神经元的电压门控离子通道。

生长抑素是一种公认的神经保护剂，具有抑制各种视网膜疾病引起的缺血变性和对抗细胞死亡及新生血管形成的能力。有人认为，生长抑素受体也可能参与炎症反应。事实上，生长抑素在糖尿病视网膜和玻璃体液中被下调，并且已经证明生长抑素抑制人 RPE 细胞中胰岛素样生长因子 -1 介导的血管内皮生长因子生成。以上研究表明生长抑素的缺乏会上调血管内皮生长因子，导致病理性血管生成。当考虑如何抵消血管内皮生长因子的不良增加时，大多数研究都集中在 SST2 受体及其配体奥曲肽上，它被成功地用于治疗涉及血管生成作用的几种实验性视网膜疾病。这种效应被认为是由蛋白激酶 Cb（PKCb）介导的，PKCb 能够抑制血管内皮生长因子的产生，这种途径在糖尿病中显得尤为重要。

在人视网膜中可观察到 Cst 的特殊表达，即在色素上皮中发现大量 Cst 的 mRNA。当糖尿病视网膜病变中 Cst 表达降低时，穆勒细胞在神经视网膜中增多，凋亡细胞也大量增加。鉴于 Cst 通过与生长抑素相同的受体发挥作用，其可能具有生长抑素的保护特性。

神经肽 Y 不仅存在于神经元，还存在于视网膜的胶质细胞和内皮细胞，神经肽 Y 存在不同的受体亚型，其可能的作用也包括参与病理生理过程。Y1 受体已被确定为人类视网膜增生性玻璃体视网膜病变的胶质标志物，并发现色素上皮存在几种受体类型。由于色素上皮是许多抗糖尿病视网膜病变药物的来源，神经肽 Y 介导的这些物质的释放可能在自然防御机制中发挥作用。

其他神经肽，如 VIP 和 P 物质在糖尿病动物模型视网膜中显示明显减少。这一发现可以解释糖尿病视网膜病变动物模型缺少新生血管，因为 P 物质是一种有效的血管生长因子。此外，诱导性糖尿病动物的 VIP 及其受体在短暂增加后表达下调，表明这些信号元素在正常视网膜功能中的重要性。

目前，尚不清楚上述肽能机制的保护作用是否具有相加性。丰富的环境（可能通过脑源性神经营养因子相关途径介导）与 PACAP 提供的保护是否具有可加性无法证明。

糖尿病视网膜病变的药物治疗如下（表 5-2-1）。

表 5-2-1　糖尿病视网膜病变的药物治疗

靶点	作用部位	药品名称及使用方式	结果
血管内皮生长因子	抗血管内皮生长因子抗体片段	玻璃体内单次或多次（注射 24 个月）注射贝伐单抗	非永久性改进，或作用持续 6 个月
		雷尼珠单抗和聚乙二醇替尼	单独应用后，可长期（1 年）改善
		单次注射阿帕西普眼科溶液	耐受性好，具有生物活性
	蛋白激酶 cb 阻滞剂	口服红霉素	改善视网膜循环，高近距离耐受性
炎症过程	甾体类消炎药	玻璃体腔内注射曲安奈德，玻璃体腔内注射曲安奈德联合贝伐单抗	视觉参数的视觉改善，其他作用还没有被发现
	肿瘤坏死因子抗体片段	注射阿达木单抗和英夫利昔单抗	在第 3 个月视觉有改善
	环氧化酶阻滞剂	口服塞来昔布	视网膜血管荧光素渗漏减少
神经表皮受体	血管紧张素受体阻滞剂	口服坎地沙坦	视网膜没有脱离
	血管紧张素转换酶抑制剂	口服卡托普利	视网膜没有脱离
	生长抑素类似物	口服奥曲肽	糖尿病视网膜病变进展缓慢
		SOM230	视网膜没有脱离
降脂药		口服阿托米德 / 氯贝特	改善血管循环
		口服阿托伐他汀	改善血管阻力
		口服非诺贝特	增加首次至末次手术的时间

第六章

神经肽 P 物质在糖尿病视网膜病变中的功能

第一节　神经肽 P 物质在糖尿病视网膜病变中的功能概述

　　视网膜是新陈代谢最活跃的组织之一，其对氧气的需求高于包括大脑在内的其他许多组织。视网膜的最佳功能取决于循环中持续的氧气供应。许多视网膜疾病的传播是由于视网膜血管完整性的丧失和随后的视网膜细胞凋亡。如在视网膜动脉或静脉阻塞和糖尿病视网膜病变等情况下，缺血引起 HIF-1α 上调，其升高包括血管内皮生长因子在内的促血管生成因子。血 – 视网膜屏障被破坏，导致血管通透性增加。关于内视网膜屏障，液体泄漏到内视网膜是视网膜神经节细胞（retinal ganglion cells，RGC）死亡和视力丧失的关键反应。视网膜神经节细胞是视觉信息处理不可或缺的一部分，对视觉至关重要。由于视网膜神经节细胞和其他中枢神经系统（central nervous system，CNS）神经元在损伤后无法再生，在许多视网膜疾病中观察到视网膜神经节细胞丢失，进一步导致视力丧失。青光眼和糖尿病视网膜病变等慢性疾病与视网膜神经节细胞凋亡和青光眼持续缺血相关，其原因可能是眼压升高导致视神经头周围视网膜血管受到机械压迫或血管自动调节无效。这意味着应考虑针对视网膜神经血管单元的其他治疗方案。因此，提高视网膜神经节细胞活性（神经保护）和预防或逆转视网膜神经元功能障碍，以及血管渗漏的治疗策略仍然是基础和转化研究的目标。

　　P 物质是一种由神经元分泌的神经肽，通过特定受体参与许多生物过程。在视网膜的内核层和视网膜神经节细胞中表达了 10 多种神经肽，其中 P 物质最为丰富。P 物质调节多种途径，包括血管扩张、细胞增殖、凋亡和炎症，以及促进血管内皮细胞的迁移和分化。动物模型提供了对这种肽的生物学见解，有力的证据强调了 P 物质通过旁分泌或内分泌信号在细胞间通讯过程的重要性。此外，当对急性应激的反应时，在视网膜中观察到更高水平的 P 物质。以上观察到的一个推论，糖尿病患者的 P 物质显著降低，从而支持了 P 物质可能对视网膜健康很重要，其丢失有助于疾病进展这一观点。

基于这些功能，假设 P 物质具有神经保护作用，能抑制视网膜神经细胞凋亡，维持视网膜内血管的完整性。本章通过评估内皮细胞和神经节细胞的活性、凋亡和血管通透性，以及在体内的动物模型来评估 P 物质的作用。

第二节　神经肽 P 物质在糖尿病视网膜病变中的功能研究

一、P 物质通过 MAP 激酶失活来调节 ZO-1 表达

为了初步了解 P 物质在调节血管屏障中的作用，我们检查了 P 物质对小鼠原代视网膜微血管内皮细胞（Mouse retinal microvascular endothelial cells，MRMEC）中紧密连接蛋白的作用。评估了暴露于血管内皮生长因子、P 物质或血管内皮生长因子和 P 物质组合后 MRMECs 的反应。在所有测试浓度下，血管内皮生长因子对细胞活力均无影响，而我们确定 P 物质在体外以 80 μM 的高剂量表现出毒性（图 6-2-1A，图 6-2-1B），因此，在进一步的实验中将其省略。蛋白免疫印迹所示，血管内皮生长因子导致 MRMECs 中 ZO-1 的剂量依赖性降低，而无毒剂量的 P 物质以剂量依赖性方式显著增加 ZO-1 表达（图 6-2-1C，图 6-2-1D）。与未经处理的对照组相比，用血管内皮生长因子处理 MRMECs，导致 ZO-1 表达显著降低（52%）。在血管内皮生长因子处理前 6 小时用 20 μM P 物质孵育细胞，与单独使用血管内皮生长因子相比，ZO-1 表达增加了 43%（图 6-2-1E）。

为研究 P 物质保护作用的潜在机制，对 MAP 激酶的表达进行检测，该激酶被认为可调节各种反应对紧密连接蛋白的细胞表达。在 MRMECs 中，P 物质处理显著降低了磷酸化形式 p38 MAPK 和 p44/p42 MAPK。研究结果显示，用 P 物质治疗 MRMECs 导致激活的 MAPK 亚型下调，并伴随着 ZO-1 表达的增加（图 6-2-1F，图 6-2-1G）。

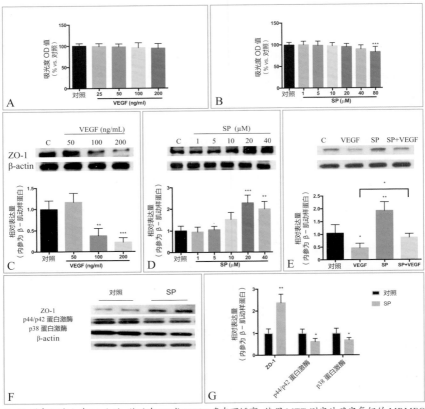

A、B.剥夺细胞血清 24 小时,然后在 SP 或 VEGF 存在下孵育,使用 MTT 测定法确定每组的 MRMEC 生存力,通过对照将数据标准化;C、D.用 SP(0~40 μM)或 VEGF(0~200 ng/mL)处理后,无血清的 MRMEC 中 ZO-1 的表达持续 24 小时;E.ZO-1 在缺乏血清的 MRMEC 中表达 24 小时,然后在 SP (20 μM),VEGF(100 ng/mL)或 SP 与 VEGF 同时存在的情况下;F、G.SP(20 μM)或 VEGF(100 ng/mL)处理的 MRMEC 中 p44/p42 MAPK,p38 MAPK 和 ZO-1 的表达。数据代表 3 个独立实验的相对值与对照值的平均值 ± 标准差。*P<0.05;***P<0.001,采用单次方差分析和 *Dunn* 检验进行统计分析,以进行多次比较。

图 6-2-1　P 物质对 MRMEC 细胞中紧密连接蛋白 ZO-1 表达的影响

二、P 物质通过阻止内皮 ZO-1 的解离来抑制血管内皮生长因子诱导的血管通透性

通过测定体外血管的通透性，以确定 P 物质介导的 ZO-1 表达增加如何影响 MRMEC 细胞的屏障功能。这种方法允许对 P 物质和血管内皮生长因子处理产生的内皮细胞完整性（ZO-1 紧密连接表达）和血管渗漏程度（荧光阳性细胞间信号的荧光强度）进行双重评估。

当单独用 100 ng/mL 血管内皮生长因子处理 MRMEC 细胞 24 小时，与未处理的细胞相比，荧光强度增加了 6 倍，提示通透性增加；与单独使用血管内皮生长因子相比，P 物质的荧光强度降低了 36%，且差异具有统计学意义（图 6-2-2，文后彩图 6-2-2），表明通过保留细胞连接完整性，可部分保护 P 物质通透性的提高。此外，ZO-1 免疫染色实验证实了血管内皮生长因子处理后紧密连接完整性的丧失，这种损失再次被 P 物质预处理所减弱（图 6-2-2A）。

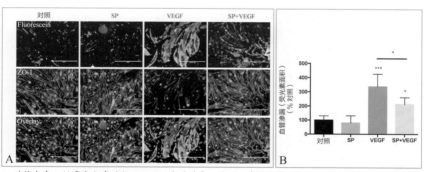

A. 对荧光素－链霉亲和素进行 MRMEC 免疫染色以检测可渗透区域，对 ZO-1 进行显示以显示细胞间接触；B. 去除血清的细胞 24 小时并在 SP（20 μM），VEGF（100 ng/mL）或 SP 与 VEGF（添加 VEGF 之前与 SP 共同孵育 6 小时）的存在下孵育 24 小时（n=4），在所有治疗组中通过图像 J 计算与 DAPI 表达相关的荧光素强度，比例尺 200 μm，数据代表 3 个独立实验的相对值与对照值的平均值 ± 标准差。*P<0.05；**P<0.01；***P<0.001，采用单次方差分析和 Dunn 检验进行统计分析，以进行多次比较。

图 6-2-2　P 物质在体外抑制 VEGF 诱导的视网膜血管通透性

三、P 物质可防止小鼠视网膜的血管渗漏

为了支持体外数据，我们研究了 P 物质对血管内皮生长因子诱导血管渗漏的保护作用。在玻璃体内注射血管内皮生长因子、P 物质、P 物质 + 血管内皮生长因子或媒介物治疗 C57BL/6J 小鼠。在注射后 48 小时，通过血管内伊文思蓝染料的渗出来测量血管渗漏。平面安装的视网膜制剂显示，与对照组比较，通过荧光强度测定，玻璃体内注射血管内皮生长因子导致的伊文思蓝外渗增加 70%。玻璃体腔内注射 P 物质和血管内皮生长因子可将血管内皮生长因子诱导的视网膜血管渗漏抑制 47%。相比之下，注射生理盐水或 P 物质的动物仅观察到极少的血管渗漏（图 6-2-3A，图 6-2-3B，文后彩图 6-2-3）。

通过 ZO-1 免疫荧光染色实验，评估了紧密连接蛋白表达与旁细胞血管通透性变化之间的空间关系。完整脉管系统的经典染色可暴露

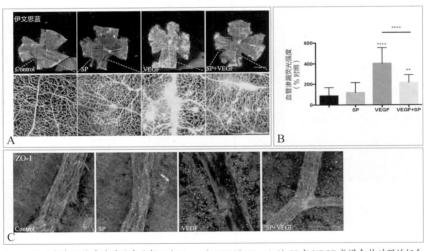

C57BL/6J 小鼠各组接受玻璃体内注射 SP(20 nmol)，VEGF(100 ng/ml)，SP 与 VEGF 或媒介物对照的组合（每组 n=6）。A. 治疗后 48 小时的代表性图像显示了脉管系统的差异(伊文思蓝染料的渗漏，显示为红色)，比例尺 50 μm；B. 伊文思蓝的荧光强度通过 ImageJ 定量；C. 用 ZO-1 免疫染色的视网膜血管的典型共聚焦图像，比例尺 20 μm，数据代表了 3 个独立实验的相对值与对照值的平均值 ± 标准差。*P<0.05；**P<0.01；***P<0.001，采用单次方差分析和 Dunn 检验进行统计分析，以进行多次比较。

图 6-2-3　P 物质可防止小鼠视网膜中的血管渗漏

视网膜微血管内皮细胞的分界侧膜。单独暴露于 P 物质或盐水后，连接复合物的定位和完整性没有改变。然而，玻璃体内注射血管内皮生长因子导致 ZO-1 连接蛋白网络染色的显著丧失。P 物质与血管内皮生长因子的联合给药导致 ZO-1 蛋白的表达显著增加（图 6-2-3C）。以上数据支持了 P 物质对视网膜血管完整性的保护作用。

四、P 物质保护视网膜神经节细胞免受 NMDA 离体视网膜外植体诱导的细胞凋亡

P 物质是否具有稳态作用并传递保护作用，从而导致视网膜微结构和其他细胞类型（尤其是视网膜神经节细胞）得以保存，值得进一步研究。培养 2 周的离体视网膜外植体保持了视网膜的层状结构，视网膜内外层细胞均未丢失（图 6-2-4A，文后彩图 6-2-4）。此外，免疫染色实验证明在培养 2 周后保留了主要的细胞类型。在视网膜神经纤维层观察到了 Brn-3a[+] 视网膜神经节细胞轴突束，还保留了 GFAP[+] 星形胶质细胞和穆勒细胞，以及视紫红质＋感光细胞（图 6-2-4B）。

为了评估 P 物质对视网膜神经节细胞的作用，采用 TUNEL 染色和细胞定量显示，成熟的 NMDA 诱导视网膜外植体兴奋性毒性损伤模型。经过 NMDA 处理可导致凋亡细胞的数量增加 10 倍。在 NMDA 暴露之前用 P 物质预处理外植体 6 小时以后，明显降低了细胞毒性，TUNEL 染色和细胞定量显示，采用 NMDA 联合 P 物质预处理后的细胞数量比单独采用 NMDA 预处理的细胞数量少了 27%，但单独采用 P 物质处理并没有引起任何细胞凋亡（图 6-2-4D，图 6-2-4E）。为了探究体内相关性，研究员分析了从暴露于 NMDA 24 小时的眼睛内获取全部数量的视网膜神经节细胞，随后将其与 NMDA 孵育 24 小时后，观察到 NMDA 诱导视网膜神经节细胞兴奋性毒性介导的凋亡（图 6-2-4C）。

五、P 物质在体内保护神经节细胞免受 NMDA 兴奋性毒性

为了验证 P 物质在抑制 NMDA 诱导的视网膜神经节细胞凋亡过

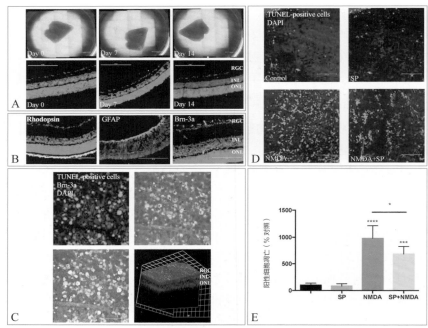

在 B27/N₂ 中培养并维持到第 14 天的大鼠视网膜外植体的总体形态和组织活力。A. 整张照片, 比例尺 2mm, 切片的外植体用 DAPI 染色以可视化细胞核, 显示神经节细胞层, 内核层和外核层中细胞的良好存活, 比例尺 200 μm; B. 来自第 14 天外植体的视网膜切片对不同细胞标记物 (视紫红质, Brn-3a, GFAP) 的免疫染色, 用 DAPI 复染 (蓝色), 比例尺 200 μm; C. 从暴露于 NMDA 24 小时 (10 nmol, 玻璃体内注射) 的眼睛中获得的视网膜整个壁的代表性图像, 显示 TUNEL+ (红色), Brn-3a⁺ (绿色) 和用 DAPI 染色的细胞核 (蓝色), 3D 图像表示 NMDA 特异性诱导 GCL 中的 TUNEL+, 比例尺 50 μm; D、E. 代表性图像显示了暴露于 NMDA (10 μM), SP (20 μM) 或在 NMDA 暴露前 6 小时进行 SP 预处理的大鼠外植体中 TUNEL 阳性细胞 (每组 n=6), 比例尺 100 μm, TUNEL 阳性细胞的定量表示为对照的百分比。数据代表 3 个独立实验的相对值与对照值的平均值 ± 标准差。*$P<0.05$; **$P<0.01$; ***$P<0.001$; ****$P<0.0001$, 使用单次方差分析与 Dunn 检验对多个比较进行统计学分析。

图 6-2-4　P 物质可防止 NMDA 诱导的视网膜外植体中细胞凋亡

程中的保护作用, 笔者团队评估了体内功效。在实验中, 玻璃体内给予 NMDA (10 nmol) 诱导小鼠视神经元兴奋性毒性损伤。之前研究已进行剂量反应以确定 P 物质的最佳剂量 (10 nmol ~ 40 nmol)。我们发现 20 nmol 的 P 物质在 NMDA 诱导的神经节细胞凋亡模型中显示出最佳的保护作用。NMDA 诱导的视网膜神经节细胞凋亡程度通过离体视网膜全壁的免疫染色（TUNEL 和 Brn-3a$^+$ 阳性）进行定量（图 6-2-5A ~图 6-2-5D，文后彩图 6-2-5）。实验观察到，注射 NMDA 的眼睛比注射 PBS 对侧眼睛的荧光明显更高。与单独的 NMDA 相比，P 物质和 NMDA 的联合给药导致视网膜细胞的荧光强度显著降低（34%）。值得注意的是，注射 P 物质的实验眼和相应对照之间未检

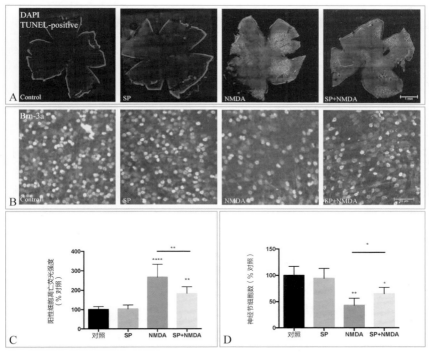

A. 进行 TUNEL 测定的视网膜整个样品的代表性图像和 Brn-3a 免疫染色（每组 *n*=6）；B. 单次玻璃体内注射 SP（20 nmol），NMDA（10 nmol），SP 结合 NMDA 或媒介物对照后 24 小时（每组 *n*=6）；C. 用 ImageJ 定量分析 TUNEL+ 的荧光强度，表明 SP 降低了 NMDA 诱导的凋亡 RGC 的强度；D.ImageJ 对 Brn-3a$^+$ 进行计数，表明 SP 保护了 RGC 的丢失。数据代表 3 个独立实验的相对值与对照值的平均值 ± 标准差。*P<0.05；**P<0.01；***P<0.001；****P<0.0001，使用单次方差分析与 *Dunn* 检验对多个比较进行统计学分析。

图 6-2-5　P 物质可保护 NMDA 诱导的鼠视网膜中神经元细胞凋亡

测到显著差异（图 6-2-5A，图 6-2-5C）。注射 NMDA 使 Brn-3a$^+$ 细胞的数目减少至对照的 45%。相反，在小鼠玻璃体内注射 P 物质和 NMDA 后，由于剩余的 Brn-3a$^+$ 细胞数量更多（从对照组的 45% 增至 68%），因此，具有统计学上的保护作用（图 6-2-5B，图 6-2-5D）。

第三节　神经肽 P 物质在糖尿病视网膜病变中的作用研究

一、玻璃体内注射血管内皮生长因子和 NMDA

根据 1986 年英国内政部动物（科学程序）法案的规定进行操作，并符合视力与眼科学研究协会关于在眼科和视力研究中使用动物的声明。这些方法被英国布里斯托大学批准并进行，所有家庭办公室项目许可证 30/3045 和 30/3281 下的实验方案均得到了布里斯托大学伦理审查小组的批准。

在 8 周龄的 C57BL/6 小鼠，腹腔内注射 100 mg/mL 的盐酸氯胺酮和 20 mg/mL 的盐酸甲苯噻嗪，与无菌水的比例 0.6∶1∶84 的混合物将成年小鼠深度麻醉，并使用局部 1% 托品酰胺扩张小鼠的瞳孔。麻醉诱导前，用 33 号针头在小鼠 1 只眼睛内接受以下玻璃体内注射（2 μL）：NMDA（10 nmol）；P 物质（20 nmol）；NMDA 和 P 物质一起注射；0.9% 盐水溶媒对照。在注射 NMDA 后 24 小时处死小鼠，并制备视网膜扁平物。用 2% PFA 固定 2 小时，进行 TUNEL 标记和免疫荧光染色。

二、视网膜组织块体外培养模型

将 20 天的 Han Wistar 大鼠（健康，未经治疗的眼睛）暴露于浓度升高的 CO_2 中，然后进行颈椎脱位。视网膜被放射状地切割成 4 个大小相等的块，并将单个外植体放置在直径为 12 mm（0.4 μm 微孔）的过滤器上，视网膜神经节细胞面朝上。过滤器被放置在一个 24 孔板的孔中，每个孔板包含 800 个过滤器，由神经生长培养基和 2% B27、1% N_2 组成，L-谷氨酰胺（0.8 mM）、青霉素（100 U/mL）和链霉素（100 mM）。

视网膜外植体培养在 37 ℃和 5% CO_2 湿化培养箱中进行。一半的培养基在第 1 天和之后的每 2 天更换 1 次。

三、细胞培养和活力

小鼠原代视网膜微血管内皮细胞在完整的小鼠内皮细胞培养基中培养。MTT 法检测细胞活力。将 2×10^4 个细胞接种于 48 孔板，培养 48 小时后融合。血清饥饿 24 小时后，再添加不同浓度血管内皮生长因子（25～200 ng/mL）或 P 物质（1～80 μM）的新鲜培养基 24 小时。将 50 μL MTT 溶液添加到每个培养孔中，并将平板在 37 ℃和 5% CO_2 下再培养 2 小时。用盐酸 / 异丙醇代替 MTT 溶液溶解甲赞，在酶标仪上测量 562 nm 处孔的光密度，并用线性回归分析进行计算。

四、体外血管通透性测定

使用涂有生物素化明胶的 18 mm × 18 mm 玻璃盖玻片并放置在 35 mm 培养皿中进行渗透性可视化实验。MRMECs 接种（4.5×10^5 细胞 / 皿）培养 72 小时，达到 100% 融合。将培养基改为无血清培养基并辅以治疗（血管内皮生长因子、P 物质或 P 物质 + 血管内皮生长因子）24 小时。为评价 MRMEC 单层细胞的通透性，将荧光素结合链霉亲和素（25 μg/mL）直接加入培养基中 5 分钟，用 PBS 洗涤 2 次，然后在室温下用 3.7% 甲醛固定细胞 10 分钟。荧光素和 ZO-1 染色的重叠显示 ZO-1 周边定位和荧光素 – 链霉亲和素局部通透性增加之间的相互关系。在共聚焦激光显微镜下观察荧光素 – 链霉亲和素与细胞单层下生物素化明胶的结合模式。

五、免疫荧光染色

大鼠视网膜外植体用 4%PFA 和 4% 蔗糖固定，并在 OCT 中快速冷冻。制备冰冻切片，在 PBS 中洗涤并用 0.1% triton x-100 渗透。用 5%BSA 在 PBS 溶液中阻断非特异性染色 30 分钟，然后用山羊抗小鼠 GFAP、兔抗小鼠 Brn-3a、山羊抗小鼠视紫红质抗体进行免疫染色。二级抗体 Alexa-fluor549 标记驴抗山羊 IgG 和 Alexa-fluor488 标记驴抗兔 IgG，二者在室温下以 2% BSA 在 PBS 溶液中 1：200 稀释 1 小时。排除一抗作为阴性对照。

六、TUNEL 分析

固定的视网膜外植体在 PBS 溶液中洗涤，视网膜在 0.1% triton x-100 中培养 1 小时以增加细胞通透性，用 PBS 冲洗 3 次，然后用 TUNEL 反应混合物在 37 ℃下培养 1 小时。视网膜用抗褪色贴装介质贴装，凋亡细胞用共聚焦激光显微镜观察。在每个视网膜组织块的 5 个随机区域（每个条件 4 个）中计算视网膜组织块中 TUNEL+ 细胞的数量，并确定受试条件下每个随机区域中 TUNEL+ 细胞的平均数量。通过使用 ImageJ 测定解剖的整个视网膜组织（每组 6 个）中 TUNEL+ 细胞的强度，定量分析活体 TUNEL 染色。

七、视网膜扁平化

将整个视网膜从眼杯上仔细解剖，用 0.2% triton x-100 通透性和 5% 的正常山羊血清阻断非特异性结合 2 小时，然后用纯化的兔抗 Brn-3a（1：100）一级抗体在 4 ℃孵育 24 小时。在室温下用次级 Cy3 结合的山羊抗兔 IgG（1：250）孵育 2 小时之前清洗组织。对于 TUNEL 染色，将视网膜与反应混合物在 37 ℃孵育 2 小时，然后平放在显微镜载玻片上并用共聚焦显微镜的防褪色安装介质覆盖。Brn-3a$^+$ 细胞体的数量由每个视网膜平台的 4 个独立视野（与视神经的距离相同）确定，并显示为每个视野中 Brn-3a$^+$ 细胞的平均数量。

八、聚丙烯酰胺凝胶电泳

培养的 MRMEC 细胞用冷 PBS 洗涤 2 次，然后用冷细胞裂解法裂解。细胞裂解物在 4 ℃下以 14000 g 离心 10 分钟，上清液转移到新鲜试管中，并使用 Pierce BCA 蛋白质分析试剂盒测定样品的蛋白质浓度。将等量的蛋白质与 4×SDS 样品缓冲液混合，在 90 ℃下煮沸 10

分钟，并使用 4% ~ 20% 的 NuPAGE 凝胶进行分离。将蛋白质转移到 PVDF 膜上，用 5% 脱脂牛奶封闭 2 小时，并在 4 ℃下与一级抗体孵育过夜：抗 ZO-1、抗 p38 MAPK、抗 p44/42 MAPK 和 β-actin。通过在 PBS/0.1% triton x-20 中洗涤膜去除多余抗体，并且将膜与辣根过氧化物酶结合的二级抗体孵育 2 小时。在 PBS/0.1% triton x-20 中进一步洗涤后，使用 ECL 试剂开发信号并通过电子成像系统捕获。蛋白质密度用 ImageJ 定量。

九、统计分析

所有实验至少重复 3 次。因此，结果表示为平均值 ± SD 标准偏差（S.D.）。2 个实验组的比较采用非配对 t 检验和 Mann-Whitney 检验。多重比较采用单因素方差分析和邓恩检验进行非参数分析。全程采用双尾试验。差异为 P≤0.05 具有统计学意义。

第四节　神经肽 P 物质在糖尿病视网膜病变中的作用讨论

研究表明，P 物质在体外和体内对 NMDA 诱导的视网膜神经节细胞死亡具有保护作用。此外，P 物质可抑制血管内皮生长因子诱导的血管通透性增加。以上研究可以推测，调节 P 物质水平可能是一个潜在的新治疗方法，以保护视网膜神经变性和血管疾病的神经血管单位。

血管通透性的调节在新生血管疾病的病理生理学中起着重要作用，许多血管内皮生长因子抑制策略可降低视网膜血管通透性。内皮细胞 – 细胞连接和血管屏障功能的完整性由一系列黏附分子调节，这些黏附分子形成 3 种类型的连接：紧密连接、间隙连接和黏附。在紧密连接的各种蛋白质组分中，ZO-1 是一种磷酸化蛋白，参与多种蛋白质 – 蛋白质相互作用，并参与紧密连接完整性的调节。此外，血管内皮生长因子通过 Src 依赖途径改变 ZO-1 和 occludin 的磷酸化来破坏紧密连接。在实验中，也证实了血管内皮生长因子对内皮细胞紧密连接蛋白

ZO-1 表达的抑制作用。然而，研究证明血管内皮生长因子和 P 物质对 MRMEC 单层中 ZO-1 的表达有相反的影响。P 物质增加了 ZO-1 的表达，这支持了最初关于 P 物质维持血管完整性的假设。

为了进一步探讨 P 物质的作用机制，在体外和体内 P 物质对血管通透性进行了研究。我们观察到 P 物质可以减轻血管内皮生长因子诱导的视网膜微血管内皮细胞单层血管渗漏。这些结果表明，P 物质可以改善屏障功能，维持视网膜内皮细胞的稳态。P 物质上调了各种细胞类型（包括上皮细胞）中的紧密连接蛋白 ZO-1，还促进了伤口愈合和组织完整性。

在病理条件下，许多成分可能相互作用，以确定视网膜神经节细胞的死亡或存活，但视网膜神经节细胞的死亡机制在不同的疾病中有许多共享。视神经损伤后、电活动和生长因子剥夺的变化可能导致视网膜神经节细胞死亡，而其他机制，如兴奋性毒性、缺血缺氧、氧化应激和异常蛋白运输，则会导致视网膜神经节细胞死亡。对糖尿病大鼠的研究表明，视网膜和血清中的 P 物质水平显著降低，视网膜中的凋亡和 caspase-3 活性增加。更重要的是，在糖尿病动物中，内源性 P 物质的恢复与视网膜神经节细胞凋亡和 caspase-3 活性的抑制平行。这表明其潜在的用途，在发展治疗策略，以抵抗视网膜疾病。

在这里，扩展了已知的有益作用，以表明 P 物质在 NMDA 诱导的神经兴奋性毒性凋亡细胞中对视网膜神经节细胞具有神经保护作用。对于 P 物质的神经保护作用，推测 P 物质主要通过 MAPK 信号途径发挥保护作用，因为 MAPK 已被证实调节紧密连接功能。在其他组织中，p38 MAPK 肿瘤坏死因子-α 和干扰素-γ 激活，导致 occludin、ZO-1 和 claudin-2 的下调，这有助于细胞旁通透性的增加。在实验中，同样发现，P 物质处理后 MAPK 的磷酸化形式（p38 和 p44/42）均减少，同时 ZO-1 上调，支持 P 物质使 MAPK 失活以维持血管完整性。此外，一些细胞因子如 IL-10 和 IL-12 已被观察到在一些器官/组织中部分介导 P 物质的作用。关于 P 物质对内皮细胞的作用似乎有相反的数据。

例如，P 物质通过诱导内皮细胞产生一氧化氮来直接调节血管生成，或通过与肥大细胞和粒细胞的相互作用间接调节血管生成，而血管内皮生长因子阻断并不能消除 P 物质的促血管生成特性。另一方面，据报道，P 物质可以通过抑制炎症和减少新生血管形成，在体内防止激光诱导的视网膜变性。这些差异可能归因于所研究的不同动物模型、视网膜损伤的类型和动力学，可能仅影响某些视网膜神经节细胞亚型的选择性机制或选择某些类型视网膜神经节细胞进行观察的实验方法（如中央视网膜与周边视网膜）。然而，当我们继续探索 P 物质的分子机制时，其他重要的潜在治疗方法可能被纳入到多方面。

综上所述，P 物质具有神经保护作用，能抑制 NMDA 诱导的视网膜神经节细胞凋亡，对血管内皮生长因子诱导的微血管渗漏也有保护作用。这 2 种效应都证明了神经肽递质在维持神经血管单位稳态中的重要作用。

第七章

神经肽 Y 在糖尿病
视网膜病变中的功能

第一节　神经肽 Y 在糖尿病视网膜病变中的功能概述

　　糖尿病视网膜病变是全球成年人视力下降的主要原因。研究报道，随着糖尿病发病率的增加，糖尿病视网膜病变的人数也会增加。传统的临床评估和分类基于典型的微血管特征：出血、脂质渗出、棉絮斑和新生血管，这些均主要在视网膜内部被观察到。然而，研究表明，糖尿病患者神经血管单位的组成部分包括内、外神经感觉视网膜受到破坏。受损的谷氨酸能和多巴胺能神经递质信号所反映的神经功能紊乱，与树突状野的扩大形成对比，突触蛋白的表达减少已被记录，这些变化最终导致神经元凋亡，同时伴有持续的不受控制的糖尿病。其他糖尿病改变包括胶质细胞的活化，表现为谷氨酸和谷氨酰胺的相互转化受损，钾通道减少，随后谷氨酸——天冬氨酸转运体和中间丝蛋白（如胶质纤维酸性蛋白）的表达显著改变。糖尿病还会引起视网膜星形胶质细胞的变化，位于视网膜神经纤维层并与血管对齐，提供与突触的接触，在星形胶质细胞丢失之前，连接蛋白的表达在糖尿病早期过程中减少。总的来说，糖尿病导致视网膜神经血管单位的组成部分"不整合"，因此，糖尿病视网膜病变应被视为一种神经血管病变，而不仅是一种微血管疾病，为损伤的神经血管单元提供了新的治疗策略和新的分子靶点，为疾病治疗的早期阶段提供参考。

　　在生理条件下，神经肽 Y 是哺乳动物中枢神经系统中表达最强烈的神经肽之一。神经肽 Y 由 36 个氨基酸肽组成，通过 G 蛋白偶联受体 Y1–6 发挥其生物学功能，在小鼠及其他几个物种的视网膜中表达。研究证明，神经肽 Y 在不同 CNS 区域具有神经保护作用，包括抑制大鼠海马和纹状体谷氨酸的释放。神经肽 Y 受体的选择性激活可以保护小鼠海马细胞免受兴奋性损伤，神经肽 Y 受体信号抑制谷氨酸诱导的视网膜神经细胞坏死和凋亡。尽管在视网膜内皮中没有直接证据，神经肽 Y 也可以通过其受体诱导内皮细胞的迁移和增殖，并调节其功能。

根据对神经肽 Y 功能的研究，笔者团队进一步探索了神经肽 Y 是否能延长糖尿病视网膜的神经血管多细胞复合体并提供保护这一研究话题。利用体外平台，首先，评估了神经肽 Y 的神经保护作用是否能降低视网膜神经元对谷氨酸诱导的兴奋性毒性的敏感性，其次，评估了神经肽 Y 抑制血管内皮生长因子诱导视网膜内皮细胞血管渗漏的潜在细胞内信号通路。最后，建立一个糖尿病视网膜病变的体内模型，允许加速谷氨酸兴奋性毒性和诱导的血管通透性，以评估神经肽 Y 是否具有神经保护作用，是否能够抑制视网膜神经节细胞凋亡，是否能够维持视网膜内血管的完整性。

第二节　神经肽 Y 在糖尿病视网膜病变中的作用研究

一、细胞培养和活力测定

将小鼠（MRMECs）和人（HRMECs）的原代视网膜微血管内皮细胞分别在完整的小鼠和人内皮细胞培养基中培养。MTT 法检测细胞活力。

二、体外血管通透性测定

渗透率可视化实验如前所述进行。对于测定，再添加补充有治疗（神经肽 Y、NMDA、血管内皮生长因子的组合）的无血清培养基 24 小时。然后将荧光素 - 链霉亲和素直接加入培养基中 5 分钟，用 PBS 洗涤 2 次，室温下用 3.7% 多聚甲醛固定细胞。

三、聚丙烯酰胺凝胶电泳

测定培养的 MRMECs 细胞等蛋白，并用 4×SDS 样品缓冲液在 90 ℃下煮沸 10 分钟。然后用 4%～20% 的 NuPAGE 凝胶溶解。将蛋白质转移到 PVDF 膜上，用 5% 脱脂牛奶封闭 2 小时，并在 4 ℃下与一级抗体：抗 ZO-1 和 β-actin 孵育过夜。然后在 PBS/0.1% triton x-20 中洗涤膜，随后与辣根过氧化物酶结合的二级抗体孵育 2 小时。在

PBS/0.1% triton x-20 中进一步洗涤后,使用 ECL 试剂开发蛋白质信号,并通过电子成像系统捕获。用还原剂重新吸附膜 ™ 加上蛋白免疫印迹剥离缓冲液,并使用 ImageJ 定量蛋白质密度。

四、视网膜组织块体外培养模型

视网膜外植体培养如前所述进行。将 20 日龄健康 Han Wistar 大鼠视网膜切成 4 块大小相等的组织块,分别置于直径 12 mm 的滤过器 (0.4 μm/ 孔,微孔) 上,视网膜神经节细胞面朝上。将过滤器放入 24 孔板的孔中,每个孔中含有 800 μL 培养基。视网膜外植体培养在 37 ℃和 5% CO_2 的加湿培养箱。一半的培养液在第 1 天和之后每 2 天刷新 1 次。

五、免疫荧光染色

用 4% 多聚甲醛固定 6 个月糖尿病小鼠和大鼠视网膜组织块的眼睛,并在 OCT 中快速冷冻。进行免疫组化,8 μm 冰冻切片在 PBS 中洗涤,并在 5% 驴血清、3% BSA 和 0.3% triton x-100 的 PBS 中阻断 30 分钟,然后与以下一级抗体孵育:小鼠抗 GFAP、小鼠抗 Brn-3a,兔抗视紫红质在 4 ℃下过夜。二级抗体 Cy3 结合山羊抗小鼠 IgG 和 Alexa Fluor 488 标记驴抗兔 IgG,二者在室温下在 PBS 中以 2% BSA 1∶200 稀释 1 小时。DAPI 用于显示切片中的细胞核。视网膜平板安装在抗流介质中。图像由共聚焦激光显微镜采集,并用 ImageJ 软件处理。

对于视网膜平板,用 0.2% triton x-100 增加整个视网膜通透性,并用 5% NGS 封闭 PBS 2 小时,然后用一级抗体 [抗 Brn-3a(1∶50)、抗 GFAP(1∶200)]在 4 ℃孵育 48 小时。在室温下用驴抗鼠 IgG(1∶200)孵育 2 小时之前清洗组织。然后在 PBS 中清洗,平放在显微镜载玻片上,并用抗褪色安装介质(含 DAPI)覆盖用于共聚焦显微镜。

六、实时定量 PCR

使用试剂提取总 RNA,定量总 RNA,合成 cDNA。使用主混合试剂扩增 cDNA。所用引物序列为:β-actin,正向 5'-GGGAATCG

TGCGTGCATTAAG，反向 5'-TGTGTTGGCGTACAGGTTTG；神经肽 Y，正向 5'-ACTCCGCTCCGACATCAT，反向 5'-GCGTTCTGCTCTCC TTCA；血管内皮生长因子，正向 5'-TTATGCTGTACCACC，反向 5'-A CAGGCGCTGATAGATG；ANGPTL-4，正向 5'-GGACGCCTATAGCC TG，反向 5'-CTCTGCGCAGTCTC。方程 fold change=2-ΔΔct 用于计算表达水平的相对变化。

七、TUNEL 实验

视网膜外植体用4%多聚甲醛固定并在 PBS 中洗涤，视网膜用0.1% triton x-100 渗透 1 小时，用 PBS 冲洗 3 次，然后用 TUNEL 反应混合物在 37 ℃下培养 1 小时。视网膜外植体用防褪色安装介质安装，激光共聚焦显微镜观察凋亡细胞。

八、Ⅰ型糖尿病小鼠模型

所有程序均根据 1986 年英国内政部动物（科学程序）法案的规定进行，并符合视力与眼科研究协会关于在眼科和视力研究中使用动物的声明。

成年（6~8 周）C57BL/6 雄性小鼠系从 Charles River 实验室获得。通过每天 5 次腹腔注射链脲佐菌素（STZ）[0.1 M 柠檬酸盐缓冲液中 40 μg/g（体重）] 诱发Ⅰ型糖尿病，这是一种对胰腺分泌胰岛素的 β-胰岛细胞有毒的药物。对照组小鼠单独注射柠檬酸缓冲液。通过测量尿糖（糖尿病诱导开始后 14 天，尿糖＞ 300 mg/dL 视为糖尿病）确认糖尿病小鼠模型。

九、玻璃体腔注射神经肽 Y、血管内皮生长因子和 NMDA

3 个月大的糖尿病小鼠在麻醉诱导前用 1% 托吡卡胺局部扩张瞳孔。小鼠接受以下玻璃体内注射（2 μL），用 33 号针头注入 1 只眼睛：血管内皮生长因子（100 ng）、神经肽 Y（10 nmol）、血管内皮生长因子与神经肽 Y 联合、PBS 载体。第 1 次注射后 48 小时，小鼠接受尾静脉注射伊文思蓝（200 μL，2%）。10 分钟后处死小鼠，用 4% 多聚甲醛固定眼睛 2 小时。将视网膜平板安装在抗流介质中，用共聚焦激光显微镜采集图像，用 ImageJ 进行处理。

在上述实验条件下，NMDA 用于诱导视网膜中视网膜神经节细胞的兴奋性毒性。先前进行剂量反应以确定神经肽 Y 的最佳剂量（5 ~ 20 nmol），然后小鼠接受以下玻璃体内注射（2 μL），用 33 号针头刺入 1 只眼睛：NMDA（10 nmol）、神经肽 Y（10 nmol）、NMDA 与神经肽 Y 一起注射、PBS 载体。注射 NMDA2 天后处死小鼠，分离眼和视神经。用 2% 多聚甲醛固定 2 小时进行免疫荧光染色。

十、视网膜电图和光学相干断层扫描测量

用视网膜成像系统对麻醉小鼠进行活体成像。光学相干断层扫描和焦视网膜电图用于研究视网膜结构和功能。记录对焦光刺激（直径 1 mm；光斑大小 D）的响应。数据显示为 a 波（表示光感受器功能）和 b 波（表示双极细胞功能）的平均振幅。

十一、统计学分析

所有实验至少重复 3 次。因此，结果表示为平均值 ± 标准偏差（S.D.）。2 个实验组的比较采用非配对 t 检验和 *Mann-Whitney* 检验。多重比较采用单因素方差分析和邓恩检验进行非参数分析。均使用 GraphPad Prism 6 分析。全程采用双尾试验。$P \leqslant 0.05$ 表示差异具有显著意义。

第三节　神经肽 Y 在糖尿病视网膜病变中的作用结果

一、糖尿病导致神经血管功能障碍

为了探究糖尿病如何影响眼的神经血管单位，笔者团队首先确认了 STZ 诱导的糖尿病模型中血管和神经视网膜发生了哪些改变。对 STZ 注射的小鼠和对照进行体内监测可通过 ERG 对视网膜功能进行纵向评估。从 6 周到 25 周，糖尿病眼的 ERG 功能稳定性下降，到 6 个月时，

B 波受到显著抑制，表明穆勒和双极细胞功能异常（图 7-3-1A，图 7-3-1B，文后彩图 7-3-1）。与对照组（$100.0 \pm 9.4\%$，$P \leqslant 0.001$；图 7-3-1C，图 7-3-1D）相比，使用视网膜平板固定器进行血管完整性的离体评估表明，伊文思蓝染料的渗漏在糖尿病视网膜中显著增加（$219.6\% \pm 29\%$）。在组织切片上量化了 Brn3a$^+$ 细胞的数量，与正常对照组相比，其数量显著减少了 $43.6\% \pm 12.8\%$（图 7-3-1E，图 7-3-1F）。在健康的视网膜中，穆勒细胞内的 GFAP 表达水平不高，这是反应性胶质增生的常见标志物，但在糖尿病视网膜中，观察到平均荧光强度增加了 GFAP 表达的 $76.7\% \pm 17.1\%$（图 7-3-1G，图 7-3-1H）。接下来，评估了整个视网膜组织中编码神经肽 Y 和血管增生因子，血管内皮生长因子和 ANGPTL-4 的基因转录物表达的变化。在 6 个月的糖尿病视网膜病变中，检测到神经肽 Y mRNA 水平显著降低（图 7-3-1I），相应的促血管生成血管内皮生长因子和 ANGPTL-4 的表达相应增加（图 7-3-1J）。

二、神经肽 Y 通过 MAP 激酶调节视网膜内皮的紧密连接

观察到糖尿病视网膜中神经肽 Y 基因表达的减少与血管通透性和促血管生成因子的增加有关。因此，希望探讨神经肽 Y 在维持和调节视网膜血管屏障中的潜在作用。采用体外法，笔者团队检查了神经肽 Y 在维持培养的 MRMEC 细胞中紧密连接方面的作用。首先，将一定浓度的血管内皮生长因子和神经肽 Y 孵育 24 小时后，建立 MRMECs 响应曲线（图 7-3-2A，图 7-3-2B，文后彩图 7-3-2）。血管内皮生长因子对细胞活力没有影响，而神经肽 Y 在 40 μM 的剂量下才有毒。MRMEC 细胞裂解物的聚丙烯酰胺凝胶电泳分析表明，血管内皮生长因子导致 ZO-1 的表达降低，而神经肽 Y 显著增加了 ZO-1 的表达（图 7-3-2C，图 7-3-2D）。血管内皮生长因子（100 ng/mL）和神经肽 Y（10 μM）进行体外评估，在这些浓度下，与血管内皮生长因子孵育后，MRMEC 的 ZO-1 表达显著降低（43%），而神经肽 Y 与未处理的对照相比表达增加 40%。当神经肽 Y 预处理细胞（在血管内皮生长因子之前 6 小时使用）时，与对照组细胞的表达相当，ZO-1 表达显著

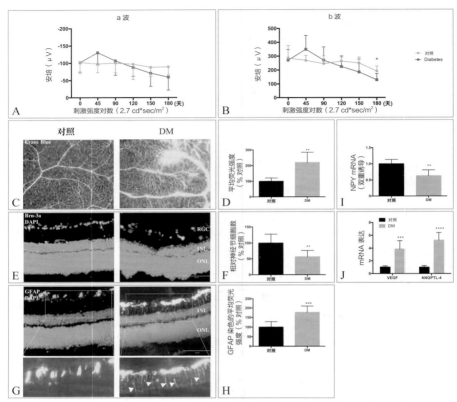

从视网膜平片和年龄匹配的野生型和 6 个月大的糖尿病（DM）获得的切片中捕获的代表性图像。A、B.ERG 在暗视条件下记录的 a 波和 b 波分别显示了感光体和视网膜内部视网膜电图数据；C.视网膜的荧光图像显示了血管完整性的差异（伊文思蓝染料的渗漏，显示为红色）；D.使用 ImageJ 对伊文思蓝的平均荧光强度进行定量，并显示在 DM 组中显著增加；E.组织切片的 RGC 标记 Brn-3a（红色）和 DAPI（蓝色）的免疫染色；F.定量 Brn-3a⁺ 表达作为对照的百分比；G.用 DAPI 复染的视网膜大胶质细胞标记物 GFAP（红色）对视网膜切片进行免疫染色，箭头表示糖尿病小鼠中激活的穆勒细胞，比例尺 100 μm；H.对 GFAP 染色的平均荧光强度进行定量，并显示在 DM 组中显著增加，视网膜神经节层（RGC），内核层（INL）和外核层（ONL）；I、J.对照和糖尿病视网膜中的基因表达证明 NPY 显著降低，促血管生成因子（VEGF 和 ANGPTL-4）增加。*P<0.05；**P<0.01；***P<0.001；****P<0.0001，采用未配对的 t 检验进行统计分析。

图 7-3-1　糖尿病视网膜表现出神经血管功能障碍

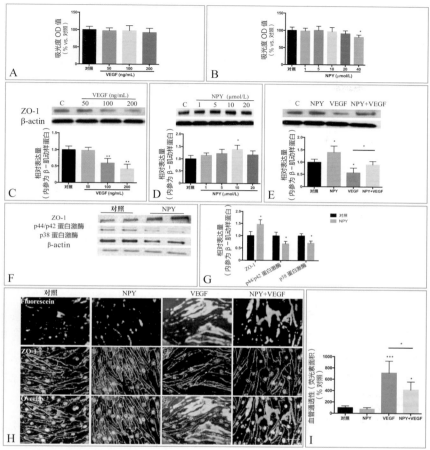

A、B. 将 MRMEC 细胞单层血清饥饿 24 小时, 然后与补充有 NPY 或 VEGF 的完全培养基一起温育另外
24 小时, 使用 MTT 测定法确定每组中的细胞生存力, 通过对照将数据标准化; C、D. 免疫蛋白印迹分析表明,
用 NPY（0~20 μM）或 VEGF（0~200 ng/mL）处理的 MRMEC 细胞裂解液中的 ZO-1 表达发生了变化;
E. 在用 NPY（10 μM）, VEGF（100 ng/mL）或 NPY+VEGF（添加 VEGF 之前与 NPY 预孵育 6 小时）刺
激的 MRMEC 中 ZO-1 的表达; F、G. 用 NPY（10 μM）或 VEGF（100 ng/mL）处理的 MRMEC 中 ZO-1,
p44/p42 MAPK 和 p38 MAPK 蛋白表达; H. 对荧光素 - 链霉亲和素进行 MRMEC 的免疫染色, 以检测
可渗透区域, 对 ZO-1 进行显示, 以显示细胞间的接触; 去除血清的细胞 24 小时, 并在 NPY（10 μM）,
VEGF（100 ng/mL）或 NPY+VEGF（添加 VEGF 之前与 NPY 预孵育 6 小时）的情况下孵育 24 小时（每
组 n=4）; I. 通过 ImageJ 在所有治疗组中计算与 DAPI 表达相关的荧光素强度, 比例尺 50 μm, 数据代
表来自 3 个独立实验的相对值相对于对照的平均值 ± 标准差。*P<0.05; **P<0.01; ***P<0.001; 采用
单因素方差分析和 Dunn 检验对统计数据进行了多次比较。

图 7-3-2　NPY 通过 MAPK 调节视网膜内皮的紧密连接

增加（比单独的血管内皮生长因子高 33%）（图 7-3-2E）。为了了解神经肽 Y 的潜在保护机制，接下来研究 MAPK 的表达，该激酶被认为可调节紧密连接蛋白的表达。结果表明，与单独下调血管内皮生长因子的 MAPK 亚型 p38-MAPK 和 p44/p42 MAPK 相比，用神经肽 Y 治疗 MRMECs 可增加 ZO-1 的表达（$P \leq 0.05$；图 7-3-2F，图 7-3-2G）。

为了证明神经肽 Y 介导的 ZO-1 表达如何影响 MRMEC 的屏障功能，接下来测定体外血管的通透性。这种方法允许双重评估紧密连接蛋白的表达、响应神经肽 Y 和血管内皮生长因子处理的单层渗漏程度。当用血管内皮生长因子（100 ng/mL，24 小时）处理 MRMEC 细胞单层时，与对照（未处理的细胞）相比，荧光面积（荧光阳性细胞间信号）增加了 7 倍，表明通透性增加。神经肽 Y 通过保留细胞紧密连接蛋白的完整性来减弱通透性，与单独使用血管内皮生长因子相比，荧光面积减少了 30%（$P < 0.05$）（图 7-3-2H，图 7-3-2I）。此外，ZO-1 免疫染色证实了血管内皮生长因子处理后紧密连接蛋白破坏的完整性，而神经肽 Y 预处理同样可部分阻止这种破坏（图 7-3-2H）。为评估是否可以将小鼠内皮细胞的神经肽 Y 调节作用扩展至人类，从而对神经肽 Y 的作用进行翻译理解，还使用 HMRECs 进行实验，证明类似的保护作用并维持 ZO-1 表达。为了模拟在高血糖视网膜中观察到的微血管紊乱，确定在高葡萄糖条件下 HRMECs 对神经肽 Y 的血管生成潜力。利用体外管形成实验，定量分析表明，与对照组（5.5 μmM 葡萄糖）相比，高葡萄糖暴露（50 μmM）显著减少了 HRMEC 管的长度，而在高葡萄糖条件下进行神经肽 Y 联合治疗则维持了血管生成能力（$P < 0.05$）。

三、神经肽 Y 抑制血管内皮生长因子诱导的糖尿病小鼠血管通透性

体外数据表明，神经肽 Y 可以调节血管内皮生长因子诱导的血管变化，因此，接下来研究其对血管完整性的保护作用是否转化为体内环境。对 6 个月大的糖尿病小鼠进行单次玻璃体内注射血管内皮生长因子（100 ng）、神经肽 Y（10 nmol）或神经肽 Y + 血管内皮生长因子，

并在注射后 48 小时进行临床评估。临床评估表明，测量视网膜厚度，血管内皮生长因子或血管内皮生长因子 + 神经肽 Y 联合治疗不会改变其结构完整性（图 7-3-3A，图 7-3-3B，文后彩图 7-3-3）。

通过在不同预处理中血管内伊文思蓝染料的渗出情况来评估血管渗漏。平板固定式视网膜制剂显示，与对照组相比，通过 MFI 测定，玻璃体内注射血管内皮生长因子导致伊文思蓝外渗增加 4.8 倍。与单独使用血管内皮生长因子相比，玻璃体内注射神经肽 Y 和血管内皮生长因子可使视网膜血管渗漏减少 36%（图 7-3-3C）。相反，在接受媒介物（PBS 对照）或仅注射神经肽 Y 的动物中，观察到最低的伊文思蓝血管通透性（$P<0.01$）。

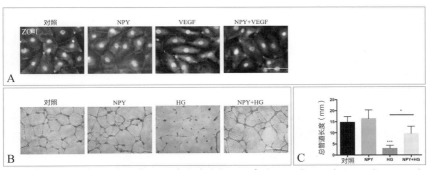

A.NPY 在 VEGF 诱导的通透性作用下可在体外稳定 ZO-1 表达，NPY（10 μM），VEGF（100 ng/mL）或 NPY 处理后 24 小时的融合 HRMEC 培养物的代表性图片，然后 6 小时后对 ZO-1（绿色）和细胞核（DAPI）进行染色，比例尺 200 μm；B、C.HRMEC 管形成的代表性明场图像，单独添加 HG（50 mM）会抑制管的形成，而与 HG 组合添加 NPY（10 μM）只能部分抑制，比例尺 500 μm，数据代表来自 3 个独立实验的相对值相对于对照的平均值 ± 标准差。*$P<0.05$；***$P<0.001$；采用单因素方差分析和 Dunn 检验对统计数据进行了多次比较。

图 7-3-3 NPY 在 VEGF 诱导的通透性作用下可在体外稳定 ZO-1 表达

四、神经肽 Y 对 NMDA 诱导的视网膜神经节细胞凋亡有保护作用

由于已了解神经肽 Y 受体在视网膜内的表达和分布，并且认识到视网膜神经节细胞在糖尿病中受到的干扰，因此，希望确定神经肽 Y

是否发挥了稳态作用并对视网膜神经节细胞的保护作用。为了深入研究，在视网膜外植体中采用了 NMDA 诱导的视网膜神经节细胞兴奋毒性模型。

TUNEL+ 细胞数量显示 NMDA 处理导致凋亡细胞数量增加 4.8 倍。在暴露于 NMDA 之前，使用神经肽 Y（10 μM）处理外植体 6 小时，显著降低了细胞毒性效应，表现为 TUNEL+ 细胞数量比单独使用 NMDA 显著减少 38%（$P<0.05$；图 7-3-4A，图 7-3-4B，文后彩图 7-3-4）。神经肽 Y 处理导致对照组外植体 TUNEL+ 细胞数量降低。

为了进一步阐明与体内相关性，分析糖尿病眼暴露于 NMDA 24 小时后的扁平物作为诱导神经元兴奋毒性损伤的模型。在确定神经肽 Y 的最佳剂量（5 ~ 20 nmol）之前，测试了剂量反应，这表明 10 nmol

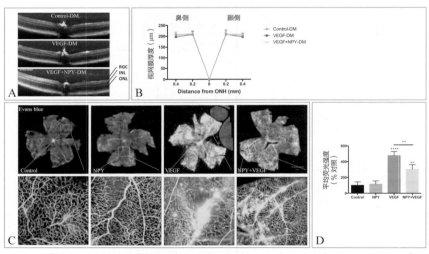

3 个月大的糖尿病小鼠组接受玻璃体腔注射 NPY（10 nmol），VEGF（10 nmol）或 NPY 联合 VEGF（每组 $n=6$）。A、B. 注射后 24 小时，获取临床 OCT 图像，并对视网膜厚度进行定量；C. 在治疗后 48 小时制备的代表性离体视网膜平版图像显示脉管系统的差异（伊文思蓝染料的渗漏，显示为红色），比例尺 1mm；D. 伊文思蓝的荧光强度通过图像 J 定量，数据代表来自 3 个独立实验的相对值相对于对照的平均值 $\pm$ SD。$*P<0.05$；$**P<0.01$；$****P<0.0001$，采用单次方差分析与 Dunn 检验对多个比较进行统计分析。

图 7-3-4　NPY 在糖尿病小鼠中抑制 VEGF 诱导的血管通透性

神经肽Y剂量在干扰NMDA诱导的视网膜神经节细胞凋亡模型中提供了最佳保护作用（图7-3-5，文后彩图7-3-5）。对于糖尿病患者的眼睛，与对照组相比，单独使用NMDA可使视网膜总厚度降低23%。然而，神经肽Y和NMDA联合给药后，与NMDA单独给药相比，细胞丢失的程度显著降低了16%（$P<0.05$，图7-3-4C，图7-3-4D）。类似地，ERG反应表明，与单独注射NMDA相比，接受神经肽Y和NMDA联

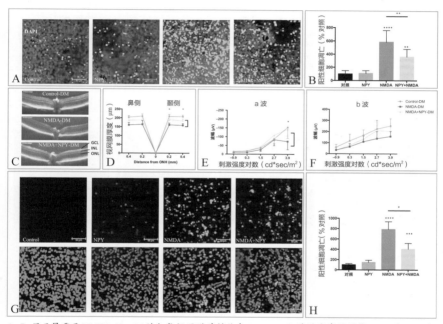

A、B.显示暴露于NMDA 10 μM的大鼠视网膜外植体中TUNEL+细胞的代表性图像，NPY（10 μM）或在NMDA暴露前6小时用NPY预处理，显示TUNEL+（红色）和细胞核（蓝色），比例尺50 μm，TUNEL+细胞的定量以对照组的百分比表示，3个月大的糖尿病小鼠组接受玻璃体内注射NPY（10 nmol）、NMDA（10 nmol）、NPY联合NMDA（每组 $n=6$）；C、D.注射后48小时OCT图像显示玻璃体内NMDA导致视网膜厚度减少，NPY部分保护视网膜。ONH=视神经头。视网膜神经节层、内核层和外核层；E、F.ERG a波和b波反应，用暗视条件下振幅的平均值表示；G、H.准备用于TUNEL染色的视网膜整体支架的代表性图像和共焦图像的图像J分析。数据代表手段 ±3个独立实验的相对值与对照的标准差。*$P<0.05$；**$P<0.01$；***$P<0.001$；****$P<0.0001$，采用单因素方差分析和Dunn检验进行进行多重比较。

图 7-3-5 NPY 对 NMDA 诱导的 RGC 细胞凋亡具有保护作用

合注射的眼睛具有改善的功能反应，a 波和 b 波增加。接受 NMDA 治疗的糖尿病患者视网膜总计数评估显示，与对照组相比，TUNEL+ 细胞的数量增加了 7.9 倍。联合神经肽 Y 注射导致 TUNEL+ 细胞数量显著减少（对照组从 7.9 倍减少到 4.1 倍）。

五、神经肽 Y 恢复糖尿病视网膜神经血管功能的体内研究

在糖尿病诱导后 3 个月和 5 个月通过玻璃体腔注射神经肽 Y，以确定神经肽 Y 的积极作用是否扩展到为糖尿病视网膜提供长期保护。在整个实验过程中，定期 OCT 测量视网膜厚度和 ERG 测定视网膜功能变化。与年龄匹配的对照眼相比，观察到神经肽 Y 注射眼的视网膜厚度无差异，而 DM 组的视网膜总厚度比对照组减少了 15%，细胞丢失主要发生在内网状层（图 7-3-6，文后彩图 7-3-6）。ERG 评估也表

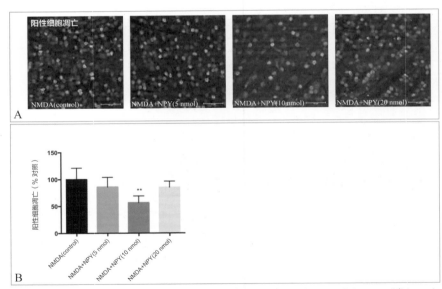

A. 在玻璃体腔内注射 NMDA（10 nmol）、不同剂量 NPY（5 nmol、10 nmol 和 20 nmol）和 NMDA（每组 $n=4$）后 24 小时，为 TUNEL 分析准备的视网膜整体支架的代表性图像；B.TUNEL+ 定量显示 NPY（10 nmol）显著降低 NMDA 诱导的 RGC 凋亡强度，比例尺 1mm。**$P<0.01$，采用单因素方差分析和 Dunn 检验进行多重比较。

图 7-3-6 NPY 对 NMDA 诱导的 RGC 细胞凋亡具有保护作用

明神经肽 Y 给药使 a 波和 b 波振幅增加到与年龄匹配的非糖尿病对照组相当水平（$P<0.05$）。以上数据支持这一观点，即注射神经肽 Y 的糖尿病眼具有持续的神经细胞保护功能。为了证实神经肽 Y 对视网膜神经节细胞和星形胶质细胞的保护作用是否明显，制备了视网膜平台进行离体免疫组化检测。糖尿病视网膜中 Brn-3a$^+$ 视网膜神经节细胞数量的量化显示，与年龄匹配的对照组相比，细胞数量减少了 66%。相比之下，用神经肽 Y 治疗 DM 眼的 Brn-3a$^+$ 细胞数量显著增加（从对照组的 34% 增加到 59%）（$P<0.05$）。通过 GFAP 染色评估视网膜胶质覆盖率，显示糖尿病视网膜胶质覆盖率的广泛丢失。与对照组相比，糖尿病视网膜的相对胶质覆盖率显著降低了 55%。与未治疗的糖尿病眼相比，神经肽 Y 治疗糖尿病眼的胶质细胞覆盖率显著增加 49%（$P<0.05$）。测定血管完整性，评估伊文思蓝染料外渗显示糖尿病视网膜增加 3 倍，神经肽 Y 组明显减少（$P<0.05$）。

第四节　神经肽 Y 在糖尿病视网膜病变中的作用讨论

笔者团队证明了神经肽 Y 在糖尿病小鼠视网膜中的保护作用，防止视网膜神经节细胞丢失和血管渗漏。以上结论得到了神经肽 Y 介导的对 MRMECs 和视网膜神经节细胞体外和离体数据的支持。

糖尿病视网膜病变的发病机制非常复杂，是一个多因素参与的过程。高血糖扰乱代谢和血流动力学平衡，改变多种不同细胞类型的分子特征，主要是视网膜内皮细胞和周细胞。糖尿病诱导形成晚期糖基化终产物和代谢改变的反应性中间产物，增加氧化应激，最终导致进行性神经和血管损伤。也有报道表明，糖尿病视网膜病变是由神经血管单位的改变引起，而不是孤立的神经胶质或血管改变。临床评估糖尿病小鼠视网膜电图反应和 OCT 视网膜厚度变化支持先前实验报告，该报告证明诱导后 6 周出现进行性神经元损伤。除血管破裂外，还发现 6 个月时存在显著的神经元损伤（Brn-3a$^+$ 视网膜神经节细胞数量减少和 GFAP$^+$

视网膜胶质细胞活化），这支持了糖尿病发病后早期发生的视网膜神经元功能障碍。考虑到目前的数据和以前的报告，有令人信服的证据支持糖尿病视网膜病变是神经血管单位破坏的结果。神经肽 Y 表达减少（已在 DM 小鼠中证实）可能与视网膜神经元凋亡增加和糖尿病视网膜病变的发生有关。这表明神经肽 Y 的正常水平对神经血管单位的稳态和维持至关重要。

糖尿病血管通透性增加被认为是一个涉及多种信号通路的复杂过程，主要由血管内皮生长因子介导。通过改变 ZO-1 和 occludin 蛋白的磷酸化来改变内皮紧密连接蛋白的完整性。结果与之前描述血管内皮生长因子对内皮细胞完整性的破坏作用一致。此外，笔者团队证明血管内皮生长因子和神经肽 Y 在体外通过 MRMEC 细胞单层对 ZO-1 表达有相反调节作用。神经肽 Y 治疗增加了 ZO-1 的表达，伴随着磷酸化 MAPK 亚型的减少，支持了神经肽 Y 维持血管完整性的初步假设，这依赖于 MAPK 的抑制。此外，神经肽 Y 已被证明能抑制 NF-κB 的核易位和 IL-1β 刺激的小胶质细胞活化，这是保护和调节内皮屏障功能的机制。

先前体外血管通透性测定的研究清楚证明了血管内皮生长因子介导的视网膜内皮细胞单层通透性的增加，并在这里做该测定显示，神经肽 Y 抑制了血管内皮生长因子诱导的单层渗漏和通透性。此外，神经肽 Y 处理增强了人视网膜内皮细胞单层中细胞 – 细胞接触处 ZO-1 蛋白的稳定性，这与荧光漏出一致。研究表明，神经肽 Y 对视网膜内皮屏障完整性的保护作用可能是由于其诱导紧密连接复合体稳定的能力。此外，与糖尿病视网膜病变相关的是对糖尿病小鼠的观察显示神经肽 Y 在体内对血管内皮生长因子诱导的微血管通透性具有保护作用，类似于另一种神经肽 P 物质。

糖尿病视网膜中改变视网膜神经节细胞凋亡频率增加，这在糖尿病实验模型和来自糖尿病患者的人体组织样本中得到了证实。类似地，在 STZ 诱导的 DM 视网膜中，DM 视网膜厚度与对照组相比显著降低。对视网膜 OCT 图像的分析表明，细胞丢失主要发生在视网膜

IPL 中，IPL 是一个由视网膜神经节细胞树突交错形成的密集原纤维网组成的层。谷氨酸相关毒性导致糖尿病视网膜病变中视网膜神经节细胞死亡。谷氨酸是视网膜中主要的兴奋性神经递质，被视网膜神经节细胞、光感受器和双极细胞利用。然而，当谷氨酸水平升高时，被认为是糖尿病患者视网膜神经节细胞死亡的原因。神经肽 Y 在小鼠视网膜中的表达具有神经保护作用，通过体外观察证实，大鼠视网膜细胞受到 NMDA 诱导的兴奋毒性保护。在研究中扩展了对其有益作用的理解，并表明神经肽 Y 可以在体外（使用视网膜移植模型）和糖尿病眼 NMDA 给药后的体内保护视网膜神经节细胞免受 NMDA 诱导的凋亡。神经肽 Y 神经保护功能的细胞内机制可能与抑制谷氨酸释放有关。先前使用大鼠视网膜神经元培养的研究表明，神经肽 Y 通过激活神经肽 Y 受体抑制细胞内 Ca^{2+} 的增加。不同的细胞内信号通路也被报道促进神经肽 Y 介导的神经保护；细胞外信号相关激酶 1/2（ERK1/2）和 Akt 通路参与帕金森病动物模型，以及视网膜神经细胞中的 PKA 和 p38K。在神经保护方面，推测神经肽 Y 同样通过 MAPK 信号通路发挥保护作用，因为 MAPK 已被证明调节紧密连接蛋白功能。这方面工作需进一步确认。

综上所述，这些研究强调了在糖尿病视网膜病变中被破坏的神经血管单位调节和稳态作用。目前数据支持辅助神经肽 Y 治疗，维持神经元健康，至少在模型中可以减弱糖尿病视网膜血管病的下游效应，特别是血管渗漏和神经元死亡，以及胶质细胞的丢失。

第五节　神经肽 Y 在糖尿病视网膜病变中的作用总结

通过 P 物质和神经肽 Y 恢复视网膜神经血管健康。

在本书记录的神经肽项目中，表明 P 物质和神经肽 Y 在体内和体外模型中均对 NMDA 诱导的视网膜神经节细胞死亡具有保护作用。此外，P 物质和神经肽 Y 直接抑制血管内皮生长因子的表达，从而导致实验模型中的血管通透性降低。此外，神经肽 Y 预防了糖尿病小鼠体内视网膜神经节细胞和 Glia 细胞的丢失及血管渗漏。

糖尿病视网膜病变的发病机理是高度复杂和多因素的过程。高血糖症扰乱了代谢和血流动力学平衡，改变了多种不同细胞类型（主要是视网膜上的内皮细胞和周细胞）的分子标记。糖尿病引起 AGEs 的形成，由于新陈代谢的改变而增加反应性中间产物并增加氧化应激，最终导致进行性神经和血管损伤。也有报道糖尿病视网膜病变是由于神经血管单位的改变而不是孤立的神经胶质或血管改变所引起。STZ-小鼠 ERG 和 OCT 数据的持续变化支持先前的报道，表明糖尿病诱导 6 周后小鼠神经元损伤的发展。目前研究表明，在 6 个月时神经元出现了明显的损伤，这进一步支持了视网膜神经元的功能障碍发生在糖尿病早期。此后，已观察到糖尿病视网膜中的血管损伤，这增加了血管渗漏，神经胶质细胞的活化并最终导致视网膜神经节细胞的丧失。以上数据表明，糖尿病视网膜病变是神经血管单元破坏的结果。P 物质和神经肽 Y 表达的减少（如在糖尿病小鼠中观察到）可能与视网膜神经元凋亡增加和糖尿病视网膜病变的发展有关。因此，假设正常的 P 物质和神经肽 Y 水平对于维持神经血管单元至关重要。

糖尿病视网膜病变的进展导致血管通透性机制变复杂。主要原因是血管内皮生长因子和其他促血管生成因子破坏了内皮细胞间连接蛋白的完整性。在紧密连接的各种蛋白质组分中，ZO-1 是一种磷蛋白，它参与调节紧密连接完整性的多种蛋白质 – 蛋白质的相互作用。血管内皮生长因子通过依赖 Src 的途径改变 ZO-1 和 occludin 的磷酸化来破坏紧密连接。因此，根据先前的研究，笔者团队的实验结果也能够证明血管内皮生长因子对视网膜内皮细胞中紧密连接蛋白 ZO-1 表达的抑制作用。此外，已证明血管内皮生长因子和神经肽 Y 对 MRMEC 单层中 ZO-1 的表达有相反的作用。神经肽 P 物质和神经肽 Y 增加了 ZO-1 的表达，这支持了 P 物质和神经肽 Y 维持血管完整性及依赖于 MAPK 抑制的最初假设。这些结果与 Aveleira CA 等人的研究一致，后者发现

PKC-MAPK-NF-κB通路可调节紧密连接蛋白的水平，从而进一步调节各种器官或细胞的血液屏障。此外，使用肽或化学抑制剂阻断蛋白激酶C（PKC）会导致NF-κB活化降低，从而抑制细胞间紧密连接蛋白的改变。

此外，已观察到几种细胞因子，如IL-10和IL-12，可部分介导P物质在几种器官或组织中的作用。关于P物质在内皮细胞上的作用似乎有相反的数据。一方面，P物质通过诱导内皮细胞产生一氧化氮直接调节血管生成，或通过其与肥大细胞和粒细胞的相互作用间接调节血管生成，而血管内皮生长因子的阻断并不能消除P物质的促血管生成特性；另一方面，P物质可通过抑制炎症反应和减少新生血管形成来预防体内激光诱导的视网膜变性，从而支持本研究发现。

研究表明，神经肽Y可以抑制小胶质细胞中NF-κB的核易位，抵抗IL-1β诱导的一氧化氮释放，并保护内皮屏障功能。目前的工作与先前的研究一致，后者证实血管内皮生长因子可增加视网膜内皮细胞单层通透性。以上结果表明，P物质和神经肽Y阻断了血管内皮生长因子诱导的单层渗漏。此外，神经肽Y处理还增强了人视网膜内皮细胞单层细胞间接触时ZO-1蛋白的稳定性。这些发现表明，P物质和神经肽Y的保护作用可能是由于它们能够诱导在细胞接触时紧密连接复合物的稳定。就与糖尿病视网膜病变的相关性而言，本研究强调了神经肽Y在预防血管内皮生长因子引起血管渗漏方面的潜在作用，在糖尿病小鼠体内的发现就证明了这一点。

尽管，血管内皮生长因子被认为是血管通透性和血管新生的关键诱因，但ANGPTL-4和其他促血管生成因子也有助于诱导糖尿病中血管生成和血管渗漏。在临床上，仅控制血管内皮生长因子是有局限性的，此外，一些患者对抗血管内皮生长因子治疗的效果较差或发展成耐药性。因此，P物质和神经肽Y在其他促血管生成因子中的保护性调控仍有待探索。

糖尿病视网膜的另一个非常显著的变化是视网膜细胞凋亡的频率

增加，这已在大鼠和 DM 实验性糖尿病中被证明。在这项研究中，在 STZ 诱导的糖尿病模型视网膜中也显示出了相同的现象，与对照组相比，糖尿病视网膜的细胞数量减少了很多。有证据表明，谷氨酸介导的毒性是导致糖尿病视网膜病变中视网膜神经节细胞死亡的途径之一。据报道，实验性糖尿病视网膜中的谷氨酸水平升高，尤其是在 STZ 诱导大鼠模型的前 3 个月，谷氨酸水平显著升高。这也证实了谷氨酸的增加与糖尿病患者有关。谷氨酸被认为是视网膜的主要兴奋性神经递质，大多数视网膜细胞使用谷氨酸来传递信号，包括视网膜神经节细胞、感光细胞和双极细胞等。谷氨酸也是一种众所周知的与多种病理状况相关的兴奋性毒素，已经证明谷氨酸盐水平升高与神经退行性病变有关。在糖尿病大鼠中的研究表明，视网膜和血清中 P 物质水平显著降低，并伴随着视网膜细胞凋亡和 caspase-3 活性的增加。更重要的是，内源性 P 物质的恢复与糖尿病动物中视网膜神经节细胞凋亡和 caspase-3 活性的抑制作用并行。研究还表明，神经肽 Y 在小鼠视网膜中发挥神经保护作用，而且神经肽 Y 保护大鼠视网膜细胞免受 NMDA 诱导的毒性作用。以上表明，神经肽 Y 在制定对抗视网膜疾病的治疗策略方面存在潜在用途。在这里，这项研究扩展了已知的有益影响，表明神经肽 P 物质和神经肽 Y 在 NMDA 诱导的体外神经兴奋性凋亡细胞和动物模型中，特别是在具有神经肽 Y 的糖尿病动物模型中，对视网膜神经节细胞发挥了神经保护作用。总体而言，研究表明，P 物质和神经肽 Y 具有神经保护作用，可抑制 NMDA 诱导的视网膜神经节细胞凋亡，并且还可以防止血管内皮生长因子引起的微血管渗漏，这在糖尿病模型中进行了研究。2 种影响都证明了神经肽递质在维持神经血管单元稳态中起着重要作用。

此外，笔者研究表明，神经肽 P 物质和神经肽 Y 通过抑制 NMDA 诱导的视网膜神经节细胞凋亡而具有神经保护作用，并防止血管内皮生长因子引起的视网膜微血管渗漏，并且神经肽 Y 减轻了小鼠糖尿病视网膜病变对视网膜神经血管单元的破坏。

以上研究表明，低氧预处理和神经肽（P 物质和神经肽 Y）在维持糖尿病视网膜病变的神经血管单元稳态方面起着重要保护作用，并有可能为糖尿病视网膜病变提供新的治疗途径。

第六节　神经肽 Y 在糖尿病视网膜病变中的作用展望

探讨神经肽 P 物质和神经肽 Y 维持视网膜神经节细胞存活的潜在机制。从 P 物质和神经肽 Y 对谷氨酸诱导视网膜神经节细胞死亡的神经保护作用潜在机制角度，神经肽 Y 的保护功能被认为与中枢神经系统，特别是海马中谷氨酸释放的抑制有关。据报道，各种细胞内信号传导途径也有助于神经肽 Y 介导的神经保护。ERK1/2 和 Akt 通路涉及帕金森病模型。PKA 和 p38K 通路参与了视网膜神经细胞。有意思的是，已经证明 SP-NK1R 偶联通过磷脂酶 C 和腺苷酸环化酶的激活将信号转移到 MAPK，分别生成 DAG/IP3 和 cAMP。随后，MAPK 激活 ERK1/2，以通过丝氨酸 / 苏氨酸蛋白激酶、mTOR 和转录因子调节细胞因子的表达。因此，未来的研究方向将推测 P 物质和神经肽 Y 在通过 MAPK 信号通路预防或减轻视网膜神经节细胞的丧失中是否具有保护作用。

第八章

糖尿病视网膜病变的
临床药物

在临床实践中，糖尿病视网膜病变的主要治疗方法通常是静态手术（光凝、冷冻、玻璃体切除甚至垂体消融）。然而，在过去的 10 ~ 15 年，糖尿病视网膜病变主要由药物治疗。事实上，现在有一种趋势，即眼科医生在手术干预或代替手术干预之前，尝试将新开发的药物应用于初级保健，往往取得了一些成功。药物治疗策略可以针对可能导致糖尿病视网膜病变发展的 3 种主要途径进行设计，即血管、免疫和神经视网膜成分（包括胶质和 RPE 损伤）的紊乱。另外，相对较新的方法是降脂药物。以下不讨论上述过程药物以外的其他药物零星试验。

第一节　抗血管生成治疗

在视网膜中，血管增生的主要原因是血管内皮生长因子的上调，这可以在许多疾病条件下观察到，包括糖尿病视网膜病变。为防止血管内皮生长因子介导的血管生成，应降低血管内皮生长因子水平或阻断导致血管内皮生长因子合成的途径。目前，这 2 种方法都在临床干预中使用。

临床前直接抗血管内皮生长因子治疗法和 1A 期临床试验是从聚乙二醇化抗血管内皮生长因子适体开始，用于治疗年龄相关性黄斑变性。在制定了安全措施之后，这种干预形式慢慢渗透到临床实践中。仅在美国 1 年内就有超过 50 000 例患者接受了 pegaptanib 治疗。在最长的随访中，治疗后 1 年的情况有所改善。因此，这种方法似乎很有希望，因为其比手术创伤小得多。然而，治疗方案必须制定出来，药物的有效成分也需要进一步研究。

抑制 PKCb 活性的药物在糖尿病视网膜病变动物模型中已经证明，血管内皮生长因子诱导途径的上游元件是 PKCb 活性的增加。如果这种酶的活性能够被阻断，预估血管内皮生长因子诱导会消退。事实上，口服 PKCb 阻滞剂可减少糖尿病引起的视网膜血流动力学异常。然而，经后来的研究补充，若没有初步的激光治疗（聚焦或光凝），那么药物治疗的效果要差得多。事实上，PKCb 抑制剂对糖尿病视网膜病变的治疗潜力还没有被充分发掘，尽管这种方法似乎很有前景。最近，小分子非典型 PKC 阻滞剂也在体外和啮齿类动物视网膜内进行了试验。2-氨基 -4- 苯基噻吩衍生物在进一步的药物开发中非常有前景。

第二节　消炎药

治疗糖尿病视网膜病变的消炎药分为 3 类：皮质类固醇衍生物、肿瘤坏死因子-α 抑制剂和环氧合酶抑制剂。

曲安奈德是一种类骨质衍生物，近 10 年来一直用于治疗糖尿病视网膜病变，与手术或抗血管内皮生长因子治疗相结合。也有研究发出警告，这种药物可能会增加眼压。事实证明，高剂量的这种药物（每只眼最多 8 mg）对糖尿病性黄斑水肿更为有益，并延长其积极作用。目前，提高这种药物治疗潜力的目标是设计能够长时间释放小剂量，以避免多次玻璃体内注射和不必要的不良反应。

2 种抗肿瘤坏死因子-α 片段（阿达木单抗和英夫利昔单抗）被设计用于对抗肿瘤坏死因子-α 介导的炎症过程。虽然从视力的角度是有益的，但治疗后的眼睛出现了严重的葡萄膜炎。以上问题值得研究，这样才能使抗肿瘤坏死因子-α 治疗获得更广阔的基础。

环氧化酶抑制剂作为微二极管脉冲激光治疗的补充，口服环氧化酶抑制剂塞来昔布。在短期随访中，笔者没有发现这种治疗对视力有实质性的好处。同时，视网膜血管的荧光素渗漏大大减少，需要进一步研究来确定这种药物在治疗糖尿病视网膜病变中的效果。

第三节　靶向神经肽受体的药物

目前，有 4 个主要候选神经肽（AT、EPO、PACAP 和 SST）在本书中被详细说明。这些肽中有 2 种（AT 和 SST）临床试验数据可用，但只有 SST 类似物用于靶向糖尿病视网膜病变；对糖尿病肾病患者使用血管紧张素能药物的疗效进行了试验。

血管紧张素能药物有 2 种可能的途径：一种是阻断 AT 受体；另

一种是阻断 AT 转化酶。这 2 种方法都曾被用于糖尿病肾病，但没有用于糖尿病视网膜病变，可能是因为对循环和肾功能的影响远大于糖尿病视网膜病变。

在糖尿病患者中使用第一种 SST 类似物是奥曲肽（生长素）治疗肾过度滤过和奥曲肽以对抗血管内皮功能障碍。后者药物很快被证明可以有效地延缓或在某种程度上逆转糖尿病视网膜病变症状。奥曲肽通过 SST2 作用，受体可能控制炎症过程、内皮，在某种程度上还可控制神经症状。一种更有效的 SST 类似物 SOM230 已经被开发出来，但目前尚不可用于糖尿病视网膜病变的临床试验。

第四节　降脂药

首次批准糖尿病视网膜病变药物治疗的临床试验是使用阿托咪酯 / 氯原纤维（2- 对氯丙基氧基 -2- 甲基丙酸），尽管不在视网膜疾病领域，但该药物仍在使用中。近年来，这一系列临床试验继续使用更多的现代药物，如阿托伐他汀和非诺贝特。选择并比较了两组临床数据，近期研究认为，该药物可在糖尿病视网膜病变中被早期应用。

第五节　靶向神经肽受体药物治疗展望

糖尿病视网膜病变症状被称为"视网膜缺血性疾病"，除了高血糖水平外，它们都有相同的特征。最有希望的是刺激 SST 和 PACAP 相关肽能途径或抑制血管紧张素能机制，从而进一步发展糖尿病视网膜病变的治疗策略。这 2 种方法都可能导致血管内皮生长因子的抑制和神经元凋亡。如果糖尿病已经完全发展，EPO 的一个片段与螺旋 B- 表面肽也可以用于治疗。通过抑制血管内皮生长因子的产生，既可防止黄斑新生血管和黄斑水肿的形成，又可避免视网膜神经元的凋亡。因此，可以保留落在视网膜上图像的光学质量，并可保存视网膜神经回路的处理能力，从而保持视力。后期进一步的研究应该集中于 RPE 衍生因子在对抗糖尿病视网膜病变中的可能应用。

第九章

糖尿病视网膜病变的新兴药物

第一节　糖尿病视网膜病变新兴药物治疗的概述

本节总结目前对糖尿病视网膜病变治疗的认识，重点介绍正在临床试验中评估的最有前景的新治疗方法，并概述新药在未来市场上的潜在影响。

专家观点：类固醇、抗血管内皮生长因子或舒尼替尼的缓释系统很有前景。口服伊马替尼可避免玻璃体腔药物的眼部并发症。布洛鲁单抗和阿比西帕－聚乙二醇可优于阿非利贝西普和雷尼珠单抗，具有给药次数少的优点。Faricimab 是针对眼睛设计的双特异性抗体，可靶向 2 种不同的途径——通过 Ang-2 和血管内皮生长因子-A，以治疗多种视网膜疾病。在最终批准治疗糖尿病视网膜病变之前，必须进一步了解这些药物的疗效和安全性。

Faricimab 是一款靶向 Ang-2 和血管内皮生长因子 -A 的双抗新药。通过同时阻断 Ang-2 和血管内皮生长因子 -A 的 2 种通路，Faricimab 可稳定血管，潜在地改善视力，使视网膜疾病的患者更好地获得长期视力。

第二节　糖尿病视网膜病变新兴药物的治疗背景

在许多工业化国家，糖尿病视网膜病变是法定致盲的主要原因（最佳视力为 1/20 或更低），也是心血管死亡率的独立预测因子。因此，及时诊断和正确治疗糖尿病视网膜病变是保障糖尿病患者视力和生活质量的首要任务。预防失明的主要基础是控制血糖和血压，定期筛查，以便及时发现无症状、有视力威胁、可治疗的疑症。家庭医师、糖尿病学家和内科医师应促进筛查糖尿病视网膜病变，遗憾的是，在大多数地方都是由医师自愿决定的。这些项目能够逐步减少糖尿病的相关失明，但只有少数国家积极推动国家筛查项目。在大多数国家，只有一小部分患者接受眼科检查，30%～60% 的糖尿病视网膜病变患者会在 1 年内再次就诊。另外，患者是否坚持接受筛查也是一个问题，即使提供经济激励措施，也不会增加对眼科检查的参与动力。

第三节　糖尿病视网膜病变的医疗需求

糖尿病视网膜病变是糖尿病患者最主要的眼部并发症，与肾小球疾病类似，它被认为是一种微血管病。然而，糖尿病视网膜病变目前被认为是糖尿病视网膜的一种神经血管并发症，因为神经视网膜损伤可能先于血管损伤。因此，可以讨论一个关于"神经血管单位"的内容，包括毛细血管、周细胞、神经元、星形胶质细胞和穆勒细胞。

从临床和形态学角度来看，糖尿病视网膜病变可分为 2 个主要阶段：非增殖期和增殖期。非增殖期糖尿病视网膜病变又分为轻度、中度和重度。轻度非增殖期糖尿病视网膜病变以微动脉瘤和小的视网膜出血为特征。当这些病变与其他病变（如硬渗出物和棉絮斑）相关时，非增殖期糖尿病视网膜病变被定义为中度。静脉串珠和视网膜内微血管异常是非增殖期糖尿病视网膜病变的特征。增殖期糖尿病视网膜病变的特点是新血管的形成（视网膜出血的高风险）、纤维胶质膜、视网膜脱离及越来越罕见的虹膜红和新生血管性青光眼。因此，虽然非增殖期糖尿病视网膜病变局限于视网膜，增殖期糖尿病视网膜病变却延伸到邻近的玻璃体、虹膜和虹膜角。非增殖期糖尿病视网膜病变和增殖期糖尿病视网膜病变都可能因糖尿病黄斑水肿而复杂，如果不治疗，都会导致视力损害。2012 年在世界范围内估计，所有糖尿病患者中，视网膜病变的检出率为 34.6%，增殖期糖尿病视网膜病变的检出率为 6.96%，糖尿病黄斑水肿的检出率为 6.81%。近年来，由于血糖和血压控制的改善，增殖期糖尿病视网膜病变的发生率已低于糖尿病黄斑水肿，而糖尿病黄斑水肿又是导致视力下降的主要原因。一开始，糖尿病黄斑水肿可自行消退，也可适当治疗，而长期存在的糖尿病黄斑水肿会导致不可逆的视网膜损伤和永久性视力下降。尽管重度糖尿病视网膜的发病率正在下降，但在老龄化人口中，糖尿病患者的数量正在增加，世界范围内糖尿病视网膜发病率的上升，特别是糖尿病性黄斑水肿。因此，适当的治疗糖尿病视网膜对于保障患者的视力和生活质量，减轻医疗和社会负担至关重要。

糖尿病视网膜和糖尿病性黄斑水肿发病机制是多因素的。4 种机制已被广泛描述：多元醇积累、增加晚期糖基化终产物（advanced glycation end products，AGE）、蛋白激酶 C（protein kinase C，PKC）和通过己糖胺途径增加通量。Brownlee 假设活性氧的增加代表了这些不同生化途径的统一机制。然而，更多的因素涉及其中：HIF-1α、血管内皮生长因子、PDGF、Tie-2、激肽释放酶、内皮素、血管生成素、促红细胞生成素和整合素。以后将进一步讨论它们作为潜在治疗靶点的作用。

第四节　糖尿病视网膜病变的现有处理方法

为了阻止严重的非增殖期糖尿病视网膜病变、增殖期糖尿病视网膜病变和糖尿病性黄斑水肿的进展，多年来，无论是全身治疗还是局部治疗均可行。全身选择包括代谢和血压控制，其他方法包括抗血小板药物、肾素血管紧张素系统阻滞剂、非诺贝特和芦布妥林，但尚未通过适当的临床随机对照试验进行验证。由于所有这些选择在视网膜病变早期阶段只能起到边缘作用，其描述超出了本书的目的。激光光凝已经有几十年的历史了，在糖尿病视网膜病变的治疗中仍然至关重要，然而，在过去的 20 年，通过玻璃体腔内药物（抗血管内皮生长因子和皮质类固醇）的引入，糖尿病性黄斑水肿已经发生了革命性的变化。玻璃体切割术是糖尿病视网膜病变治疗的第四大支柱。

一、光凝

多年来，激光光凝一直是糖尿病视网膜病变唯一有效的治疗方法，对于治疗周围性视网膜缺血和视网膜增生具有重要意义，其目的是稳定视力。在糖尿病性黄斑水肿中，聚焦或栅极激光治疗直接应用于局部微动脉瘤和视网膜内血管异常。在过去 10 年，由于玻璃体腔注射抗血管内皮生长因子和皮质类固醇治疗糖尿病性黄斑水肿，用于治疗糖尿病性黄斑水肿的黄斑激光光凝被过度遮蔽。黄斑激光的相关指征包括糖尿病黄斑水肿的血管源性亚型，其特征是临床上可识别出局灶性微动脉瘤和毛细血管渗漏。激光已被证明是有效的，即使是眼睛与糖尿病性黄斑水肿和持久性玻璃体粘连。相反，当糖尿病性黄斑水肿与玻璃体眼牵引相关时，需要行玻璃体切割术。

激光光凝是治疗糖尿病性黄斑水肿增殖期糖尿病视网膜病变的有效方法。全视网膜光凝术在增殖期糖尿病视网膜病变中进行，将激光灼伤覆盖整个视网膜，但保留黄斑区，激光使增殖期糖尿病视网膜病变失明率降低了95%。激光对新生血管生长和水肿的作用机制尚不完全清楚，但其似乎减少了血管内皮生长因子、其他炎症和源性因素的局部释放，从而改善视网膜深层血管形成。

几种眼科激光被用于糖尿病视网膜病变的治疗，眼睛被组织色素吸收能量后容易引起热损伤，其随波长和光辐射源的不同而变化。绿光氩激光（514 nm）是护理的标准，而氪激光（647 nm）或二极管激光（810 nm）由于其较高的穿透性能，在白内障或玻璃体内出血等特殊情况下是首选。自 2006 年来，眼科激光被引入，与传统激光不同，其可同时传输多个光斑，从而减少治疗时间、疼痛和不良反应，并保持不变的疗效。脉冲亚阈值激光可降低视网膜和脉络膜的热损伤，降低对比度和盲点的风险，以及血视网膜屏障的通透性。

二、抗血管内皮生长因子药物

抗血管内皮生长因子药物：贝伐单抗、雷尼珠单抗和阿帕西普，降低血管内皮生长因子对增殖期糖尿病视网膜病变和糖尿病性黄斑水肿有促血管生成和促水肿的作用。贝伐单抗是为肿瘤学的全身应用而开发的，而在眼科，其给药剂量平均低 150 倍。贝伐单抗是一种人源化鼠源性单克隆抗体，分子量为 149 kda。雷尼珠单抗是一种重组人源化 IgG1k 同种型抗体片段，分子量为 48 kda。阿帕西普是一种 115 kda

可溶性诱饵受体，由 VEGFR1 的第二结构域和 VEGFR2 的第三结构域组成。根据临床判断，在糖尿病性黄斑水肿 – 阿帕西普治疗中，雷尼珠单抗和贝伐单抗通常每月注射 1 次，持续 3 个月，然后转为维持治疗，使用频率较低。然而，已经提出了几种治疗方案。临床实践中最常见的治疗方案是个体化给药方案作为替代方案，治疗和延长方案使用每月注射，直到疾病活动的迹象得到解决。在达到这种治疗效果后，注射间隔会延长，只要没有疾病活动的迹象，注射间隔就会逐渐增加。

这些药物改善中心型糖尿病性黄斑水肿患者的最佳矫正视力，取决于基线视力。如果基线检查时缺陷轻微，那阿帕西普、贝伐单抗或雷尼珠单抗之间没有显著差异，如果初始损伤已经更严重，阿帕西普在改善视力方面更有效。

通过玻璃体腔注射，贝伐单抗和阿帕西普在体循环中至少保留 30 天，而雷尼珠单抗的半衰期较低，因为它不含 Fc 成分。阿帕西普和雷尼珠单抗能降低血液中血管内皮生长因子的水平。血浆游离血管内皮生长因子的减少与循环抗血管内皮生长因子水平呈负相关。因此，玻璃体内抗血管内皮生长因子药物可能具有全身效应，如动脉压升高和血栓事件。许多系统评价和荟萃分析试图确定风险的程度，但结果相互矛盾。Thulliez 等人在对糖尿病性黄斑水肿、年龄性黄斑变性和视网膜静脉阻塞的 21 项荟萃分析综述中指出，抗血管内皮生长因子不会增加系统性事件的风险，但是年龄相关性黄斑变性患者应特别小心。Maloney 等人报道，与用黄斑激光或玻璃体腔皮质类固醇治疗的对照组相比，在常规临床实践中，糖尿病性黄斑水肿发生全身性事件的风险增加：抗血管内皮生长因子治疗与脑血管疾病或心肌梗死的高风险无关。Reibaldi 等人在最近的一项荟萃分析中证实，玻璃体腔内抗血管内皮生长因子治疗组和对照组的死亡率无差异，在随访时间较长的研究中观察到了更高的死亡率，但没有统一确凿证据。因此，尽管有潜在的并发症，抗血管内皮生长因子药物在糖尿病性黄斑水肿治疗中的关键作用值得肯定。此外，Wubben 等人强调，如果视力突然过早中断，即使是不可逆转的失明，视力恶化的风险也很高。

康柏西普是在中国用于治疗多种黄斑疾病，包括年龄相关性黄斑变性和糖尿病性黄斑水肿的药物。其是人 IgG1 的 Fc 片段上 VEGFR1 的第二结构域和 VEGFR2 的第三和第四结构域 141 kda 重组融合蛋白。它与阿帕西普（115 kda）相似，但与阿帕西普（115 kda）的分子量不同。该药物已显示出良好的疗效和安全性。

第五节 皮质类固醇

皮质类固醇具有消炎和抗血管生成作用，并稳定血视网膜屏障。许多代谢途径和释放炎症因子的细胞参与了糖尿病视网膜病变的发病机制，甚至参与了糖尿病性黄斑水肿的发病。用于治疗糖尿病性黄斑水肿的皮质类固醇包括标示内（地塞米松和氟西诺酮）和标示外（曲安奈德）。地塞米松缓释生物降解植入物代表了有心脑血管病史患者的一线治疗。MEAD 试验评估了它对先前接受抗血管内皮生长因子治疗的糖尿病性黄斑水肿患者的效果。氟喹诺酮 - 丙酮是二线疗法，通过非生物降解聚合物系统给药，可在玻璃体腔中释放药物长达 36 个月。对于既往无高眼压病史的人工晶状体眼玻璃体腔内抗血管内皮生长因子治疗或黄斑激光治疗无效的患者，可植入氟喹诺酮。FAME 试验显示了其在糖尿病性黄斑水肿治疗中的有效性和安全性，对相同试验的分析显示，与对照组相比，糖尿病视网膜病变的进展减少。曲安奈德是第一种用于治疗难治性糖尿病性黄斑水肿的玻璃体腔内类固醇。DRCR 评估了雷尼珠单抗加速或延迟激光治疗或曲安奈德加速激光治疗糖尿病性黄斑水肿，并报告曲安奈德加激光与雷尼珠单抗加激光疗效相似。这些药物已经证明了有效性和安全性，但观察到显著的高眼压和白内障发生率，尤其是曲安奈德。然而，地塞米松和氟喹诺酮都是有效的治疗药物，特别是对于那些根据每月就诊和治疗可能不符合治疗方案使用曲安奈德治疗来降低眼压的半数患者。

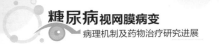

第六节　玻璃体切割术

玻璃体切割术在糖尿病视网膜病变患者中继续发挥重要作用，糖尿病视网膜病变与玻璃体积血、牵引性视网膜脱离、玻璃体视网膜界面异常和难治性糖尿病性黄斑水肿对玻璃体内注射无反应有关。理论上，玻璃体切割术去除玻璃体和玻璃体膜可改善视网膜氧合，增加眼内细胞因子的周转，并消除液体和代谢物排出的机械障碍。糖尿病性黄斑水肿玻璃体切割术中，内限膜剥离的必要性仍存在争论。一些研究表明，抗血管内皮生长因子注射液在减少术中和术后出血方面具有益处。目前，玻璃体切割术的实施比过去少，因为其他的微创和更可被接受的治疗已经应用。

第七节　糖尿病视网膜病变的新兴药物

一、市场评论

围绕糖尿病视网膜病变的业务巨大，并且在未来几年将会增长。根据《全球市场洞察》的报道，2018 年市场规模达到 80 亿美元，预计年均复合增长率为 6.9%，并在 2025 年达到 120 亿美元的全球收入。由于中国和东南亚糖尿病患病率的增加，预计增长最快的市场将是亚太市场。印度尼西亚的一项研究估计，从 2017 年到 2025 年，糖尿病视网膜病变的医疗费用将增长 4 倍。

糖尿病视网膜病变的成本已经很高了，未来还会增加更多。支出部分由卫生系统承担，部分由需要有相当长时间进行反复访问和治疗的患者承担。特别是在发展中国家，获得护理的机会往往不足，许多患者仍然没有得到有效治疗或治疗不足。

二、当前研究目标

在临床实践中，玻璃体腔内治疗主要是抗血管内皮生长因子，需要医疗团队和患者的巨大努力，因为需要频繁的玻璃体腔内注射和访问。大多数药物的高成本是患者和医疗系统的负担，尤其是在低收入国家。当前治疗方法存在的以上问题，促使一些患者停止治疗，从而造成不可逆的失明风险。缓释制剂药物可以减少玻璃体内注射的次数。解决这一问题的另一个方向是开发替代玻璃体内给药途径，然而每一种新药物的开发都需要面临调和费用审查和提高患者依从性的问题。

三、科学原理

血管内皮生长因子作用于血管内皮生长因子-1 和血管内皮生长因子-2 两种受体，在生理和病理条件下对血管生成起关键作用。在正常情况下，血管内皮生长因子对视网膜和内皮细胞的存活至关重要，其缺乏可导致脉络膜毛细血管萎缩和光感受器退化。然而，糖尿病视网膜病变缺氧环境中血管内皮生长因子的生成上调是糖尿病性黄斑水肿和增殖期糖尿病视网膜病变的关键致病因素。尽管血管内皮生长因子的过度释放被认为是增殖期糖尿病性视网膜病变和糖尿病性黄斑水肿的罪魁祸首，但另一个可能参与的途径是 Ang-1 和 Ang-2，通过 Tie-2 途径发挥作用。在增殖期糖尿病视网膜病变中可以观察到玻璃体 Ang-2 的增加。

Tie-2 是一种在内皮细胞中表达的跨膜酪氨酸激酶受体，其激活在抑制毛细血管渗漏、抑制内皮细胞炎症和凋亡中发挥作用。Tie-2 调节剂存在于 2 种异构体。在小鼠中，Ang-1 对糖尿病视网膜病变具有保护作用，通过激活 Tie-2 抑制血管内皮生长因子-a 诱导的新生血管形成，而 Ang-2 发挥相反的作用，促进血管炎症和通透性，诱导周细胞凋亡和血视网膜屏障分解。临床前研究显示了与单独抑制血管内皮生长因子-α 相比，双重抑制血管内皮生长因子-α 和 Ang-2 的优越性。此外，在糖尿病视网膜病变的血视网膜屏障功能障碍中，白细胞停滞通过上调活性氧和炎性细胞因子起重要作用。这种病理循环导致血管通透性增强。

玻璃体腔注射抗血小板源性生长因子药物和抗血管内皮生长因子

药物是一个新的研究领域。其他药物调节不同的潜在致病途径，如 Tie-2 受体激酶、激肽释放酶、促红细胞生成素、SSAO/VAP-1 抑制剂、VE-PTP、PIGF 等。最后，通过病毒载体进行基因治疗，可在单次给药后刺激眼过程持续表达抗血管内皮生长因子-α。

四、潜在的发展问题

糖尿病视网膜病变有一个多因素的病因，在这个过程中，高血糖代表"原始运动"。缺氧刺激与微血管病变和血视网膜屏障损伤有关，并随之释放血管内皮生长因子，是目前已知的最为常见的致病机制。其他代谢途径至少部分独立于血管内皮生长因子，应定位血小板源性生长因子和血管生成素，因为这些途径会导致视网膜损伤，特别是糖尿病性黄斑水肿。抗血管内皮生长因子药物仍然是最常用的治疗方法，但其给药会使患者面临潜在的系统和局部风险，其重要性尚未得到充分界定。目前正在寻求更安全、有效的治疗和给药途径，目前玻璃体内给药保证了视网膜组织中高浓度药物的实现。人工植入是一种新的治疗方法，旨在保证单次侵入性手术药物的长期释放，减少局部并发症和患者不适的风险。

五、第一阶段研究中的药物

（一）AR-13503

AR-13503 是 Rho 激酶和蛋白激酶 C 的抑制剂。在临床模型中，其可以减少新生血管形成，保护血 – 视网膜屏障，减少视网膜纤维化，无论是单独使用还是与阿帕西普联合使用。NCT 03835884 是一项正在进行的关于 AR-13503 玻璃体内植入物安全性的试验，该植入物设计为每 6 个月给年龄相关性黄斑变性或糖尿病性黄斑水肿的患者。

（二）KSI-301

KSI-301 是一种新型的抗血管内皮生长因子抗体聚合物，比现有药物在眼组织中维持药物水平的时间更长。NCT 03790852 是一项 1b 期试验，正在评估 KSI-301 对年龄相关性黄斑变性、糖尿病性黄斑水肿和 RVO 患者的疗效、安全性和耐受性。在糖尿病性黄斑水肿中，最佳矫正视力提高了 5.4 个字母。新生血管年龄相关性黄斑变性（NCT 04049266）患者的关键 2 期试验正在进行。

六、第二阶段研究中的药物

（一）甲磺酸伊马替尼

甲磺酸伊马替尼是一种酪氨酸激酶抑制剂（包括血小板源性生长因子受体抑制剂），最初用于治疗慢性粒细胞白血病，后来也用于急性淋巴细胞白血病和胃肠道间质瘤。甲磺酸伊马替尼可以口服治疗糖尿病性黄斑水肿，解决血管内皮生长因子非依赖性眼部血管生成。一项多中心、随机、双盲剂量的 2 期临床试验，以评估甲磺酸伊马替尼与安慰剂相比，在治疗糖尿病性黄斑水肿的疗效和安全性，并确定药物的最佳剂量。将患者按 1 : 1 : 1 : 1 的比例随机分为低剂量组（甲磺酸伊马替尼 50 mg）、中剂量组（甲磺酸伊马替尼 150 mg）、高剂量组（甲磺酸伊马替尼 350 mg）和安慰剂组，每天给药 1 次，持续 12 周。

（二）苹果酸舒尼替尼

苹果酸舒尼替尼最初用于治疗胰腺神经内分泌肿瘤，抑制与肿瘤生长、新生血管生成和转移进展有关的酪氨酸激酶受体，尤其抑制血小板源性生长因子受体 α 和 β、血管内皮生长因子受体 1 和 2、干细胞生长因子受体、FLT3 受体、集落刺激因子受体 1 和胶质神经营养因子受体。抗血管内皮生长因子作用表明其可能在眼科使用。Tsujinaka 等人将苹果酸舒尼替尼纳入 1 个可生物降解的聚合物仓库中，并表明 1 次玻璃体内注射可抑制小鼠脉络膜新生血管形成 6 个月，并在兔子脉络膜和视网膜中维持治疗水平 6 个月以上。

（三）玻璃体内血浆激肽释放酶抑制剂

激肽释放酶是一种将激肽原分解为缓激肽的蛋白水解酶。激肽释放酶 - 激肽系统在糖尿病性黄斑水肿中上调，表现为糖尿病性黄斑水肿的视网膜血管中 B1R 和 B2R（视网膜缓激肽受体）的过度表达。这种上调增加了一氧化氮的产生，其对血管壁具有舒张和通透性作用，并激活了 SRC 激酶，从而增加了血视网膜屏障的通透性。一项 2 期研究正在进行，以评估玻璃体腔内给药的有效性、安全性和耐受性，该研究的受试者涉及糖尿病性黄斑水肿，还包括之前的抗血管内皮生长因子治疗不成功的患者。在这项研究中，129 例患者被随机分为 3 组（高剂量 KVD001、低剂量 KVD001 和模拟手术），每个月接受 4 次玻璃体内注射。主要结果是 4 个月时，最佳矫正视力的变化，次要结果是评估中心亚区厚度。主要结果显示，KVD001 安全且耐受性良好，在最佳矫正视力变化和视力损失减少方面，保护趋势明显。

（四）LKA65 I 型

LKA65 I 型是 Alcon 为糖尿病性黄斑水肿和年龄相关性黄斑变性开发的玻璃体内抗红细胞生成素药物。NCT 03927690 试验评估了多剂量玻璃体腔注射 LKA65 I 型治疗糖尿病性黄斑水肿的安全性和有效性。这是一项随机、主动对照、患者和研究者掩蔽、多剂量概念验证研究，纳入了 90 例糖尿病性黄斑水肿患者，对照组为雷尼珠单抗。主要结果是不良事件、安全性、最佳矫正视力的改善和中央亚区视网膜厚度。

（五）BI 1467335 号

BI 1467335 号是 SSAO/VAP-1 抑制剂。SSAO/VAP-1 是一种具有胺氧化酶活性的内皮结合黏附分子，参与炎症过程中性粒细胞从微血管排出。这种药物最初是为治疗非酒精性脂肪性肝炎而开发的，但由于非酒精性脂肪性肝炎患者存在药物相互作用的潜在风险，因此，停止了临床试验，以评估其对非酒精性脂肪性肝炎的疗效。另一方面，2 期随机安慰剂对照临床试验正在进行，以评估其在没有涉及糖尿病性黄斑水肿中心的非增殖期糖尿病视网膜病变的安全性和耐受性。

（六）AKB-9778 型

AKB-9778 是 Tie-2 主要负性调节因子 VE-PTP 的小分子抑制剂。其结合并抑制使 Tie-2 失活的 VE-PTP 的细胞内催化结构域。这种药物通过皮下注射被迅速吸收到血液循环中，并到达视网膜血管。

（七）奈伐苏单抗

奈伐苏单抗是一种针对 Ang-2 的单克隆抗体。血管生成素和血管内皮生长因子调节血管和淋巴管的成熟，这些因素之间的不平衡可以促进病理性血管的发展（如增殖性糖尿病视网膜病变）和增加血管通透性（如糖尿病性黄斑水肿）。一项 2 期临床试验以评估玻璃体腔内注射奈伐苏单抗和黄利贝西普与单独使用黄利贝西普治疗糖尿病性黄斑水肿患者的安全性和有效性。302 例受试者被随机分为 3 组，分别给予奈伐苏单抗 3 mg+ 阿帕西普 2 mg（50 例患者）、奈伐苏单抗 6 mg+ 阿帕西普 2 mg（100 例患者）和单独给予阿帕西普 2 mg（152 例患者）。全因死亡率分别为 10%、0% 和 2.63%，严重不良事件分别为 12%、18% 和 20.39%。第一组有 1 例栓塞，1 例玻璃体脱离。奈伐苏单抗与法瑞西单抗不同，奈伐苏单抗与阿帕西普相比较差，需要深入研究来阐明这种不同结果的原因。

（八）发光体

发光体是一种整合素受体拮抗剂，整合素在新生血管增殖中起关键作用。已知的整合素受体约有 27 种，这种药物靶向 4 个不同整合素受体位点，作用于 2 种不同的机制：抗血管生成和玻璃体溶解。发光体可在单药治疗或贝伐单抗治疗下每月进行玻璃体内注射。2014 年，Allegro Ophthalmics 报告 ALG-1001 抑制新血管的生长和渗漏，然后开始了 2 期临床试验，比较发光体和贝伐单抗治疗糖尿病性黄斑水肿的安全性和有效性。试验表明，与单独使用贝伐单抗的对照组相比，发光体和贝伐单抗治疗组的最佳矫正视力增加了 7.1 个字母。虽然这只是一个小的改善，但作者认为发光体可能是治疗患者的一个选择，尤其是那些对抗血管内皮生长因子无反应的患者。

（九）THR-317 型

THR-317 是一种针对 PIGF 的人源化抗体。2019 年，Oxurion 报告了一项 2 期研究数据，该研究从最佳矫正视力和安全性方面评估了 3 个月 1 次的玻璃体腔内 THR-317 联合雷尼珠单抗治疗中心涉及的糖尿病性黄斑水肿与单独使用雷尼珠单抗的疗效。与雷尼珠单抗药治疗相比，联合治疗 3 个月时最佳矫正视力无改善。然而，联合治疗在 3 个月时对先前抗血管内皮生长因子药物反应差或无反应的患者和基线最佳矫正视力患者有一定改善 ≤6 个字母。THR-317 联合雷尼珠单抗是安全的，耐受性良好，在治疗既往抗血管内皮生长因子应答不良和无应答的患者中发挥了作用。

（十）阿比西帕

DARPin 是一类模拟抗体的基因工程蛋白质，通常表现出高度特异性和高亲和力的靶蛋白结合。DARpin 通常由 33 个氨基酸残基紧密排列的重复序列构成。它们包括固定的氨基酸位置，赋予支架稳定性和每个重复模块的 6 个可变位置，这些位置可以被潜在地修改，以与预期目标的相互作用。此外，在 DARPin 支架中引入了 1 个类似于在许多抗体中发现的超长 CDRH3 区域，以进一步增加对靶的亲和力。与抗体相比具有一些治疗优势，因为它们更小（大约 1/10 大小和 Fab 片段的 1/3 大小），具有更好的组织渗透性，在非常低的浓度下具有活性且更稳定，因此，它们的作用可能持续更长时间。尤其是阿比西帕，是一种与 20 kda 聚乙二醇偶联的 14 kda 重组蛋白。蛋白质用于人类免疫缺陷病毒感染和过敏反应，包括过敏性哮喘。REACH 试验评估了阿比西帕治疗新生血管性年龄相关性黄斑变性患者 20 周的疗效和安全性，64 例患者被随机分为 3 个分支。与基线相比，CRT 减少了 134 μm、113 μm 和 131 μm 在第 16 周服用 1mg 阿比西帕、2mg 阿比西帕和雷尼珠单抗，以及 116 μm、103 μm 和 138 μm 分别在第 20 周。研究表明，尽管阿比西帕的给药次数较少，但与雷尼珠单抗相比，阿比西帕的疗效并不差。

（十一）玻璃体腔内类固醇加抗血管内皮生长因子

2014 年至 2016 年期间对 116 例持续性糖尿病性黄斑水肿的成年人进行了至少 3 次抗血管内皮生长因子注射后的 2 期多中心临床试验。本试验比较了单独持续玻璃体腔注射雷尼珠单抗与雷尼珠单抗加地塞米松植入物的疗效。患者分为 2 组，随机分为地塞米松组和假治疗组，2 组均接受雷尼珠单抗治疗。主要结果是最佳矫正视力。研究发现，在持续性糖尿病性黄斑水肿患者中，这种策略在 24 周时对最佳矫正视力的改善程度并不比单用雷尼珠单抗更高。

七、第三阶段研究中的药物

（一）雷尼珠单抗玻璃体植入物

每年补液 2 次，新型眼内给药系统雷尼珠单抗 PDS（眼内植入物）Ⅲ期成功：疗效可媲美每月注射！

玻璃体植入物是一种永久性的、可重复填充的眼内植入物，大小约为 1 cm，玻璃体植入物是一种不可生物降解的端口，通过巩膜和扁平部的小切口手术插入，带有 1 个 0.05 mL 的储液罐，可以在办公室重新填充。该端口由 4 个部分组成：巩膜外凸缘、允许植入物填充的自密封隔膜、包含药物贮存器的体内植入物和控制雷尼珠单抗向玻璃体扩散的释放控制元件。目前，正在对年龄相关性黄斑变性患者和糖尿病性黄斑水肿患者的给药系统进行研究。雷尼珠单抗是一项Ⅱ期研究，纳入 179 例年龄相关性黄斑变性患者，随机分为 10 mg/mL、40 mg/mL 或 100 mg/mL 玻璃体植入物，主要结果是不良反应、安全性、最佳矫正视力和中央亚区视网膜厚度的改善。2019 年，开始对雷尼珠单抗玻璃体植入物治疗糖尿病性黄斑变性患者的疗效、安全性和药代动力学的Ⅲ期研究。

（二）布洛鲁昔单抗

布洛鲁昔单抗是一种人源化单链抗体片段，可抑制血管内皮生长因子 -a 的所有亚型。它的分子量比阿帕西普小，为 26 kda，这有助于提高玻璃体中的摩尔浓度。这种药最初用来治疗湿性年龄相关性黄斑变性。HAWK 和 HARRIER 试验已经证明了布洛鲁昔单抗治疗湿性年龄相关性黄斑变性的有效性和安全性。这些试验评估了布洛鲁昔单抗与阿帕西普的非劣效性及其在疾病控制方面的优势。2019 年 10 月，布洛鲁昔单抗被 FDA 批准用于治疗湿性年龄相关性黄斑变性。推荐的给药方案是每月通过玻璃体腔注射 6 mg（0.05 mL），前 3 次注射每月进行 1 次，然后每 8～12 周注射 1 次。在临床实践中，报告了玻璃体腔内注射溴鲁单抗后视网膜血管炎和眼内炎症的病例报告。评估了布洛鲁昔单抗与阿非利贝西普对糖尿病性黄斑水肿所致成年人视力障碍患者的疗效和安全性。

（三）MYL-1701P 型

目前一项 3 期研究（NCT 03610646）正在对 324 例中心参与的糖尿病性黄斑水肿患者进行研究，这些患者按 1∶1 的比例随机分为阿帕西普或玻璃体腔注射 MYL-1701P，一种重组融合蛋白。

（四）法瑞西单抗

法瑞西单抗是由 Hoffmann 研制的第一种双特异性单克隆抗体，由 2 条重链和 2 条轻链组成，有 2 个不同的靶点：血管内皮生长因子和 angiopoietin-2。一项 2 期试验表明，玻璃体腔注射 6.0 mg 法瑞西单抗比雷尼珠单抗（13.9 *vs* 10.3 个字母）在 24 周时改善 VA，并导致中心亚区厚度减少的持续时间更长。

（五）Ziv 阿帕西普

与阿帕西普相同，Ziv 阿帕西普最初批准用于治疗转移性结直肠癌。不同于阿帕西普的缓冲液，Ziv 阿帕西普比阿帕西普具有更大的渗透压，阿帕西普最初引起了人们对玻璃体内注射安全性的担忧。Meyer 和 Mansour 对安全性和有效性进行了评估，他们认为玻璃体内注射 Ziv- 阿帕西普治疗糖尿病性黄斑变性水肿有效和安全。然而，这些论文的样本很小（分别为 7 只和 107 只眼睛），因此，有必要进行更大样本量的随机研究。

第八节　糖尿病视网膜病变治疗的新兴药物总结

近年来，可用于控制血糖、高血压、血脂异常等药物和设备的出现，预后地改善将矛盾地导致全世界出现更多的糖尿病视网膜病变患者，尤其是糖尿病性黄斑水肿患者的生存期延长。因此，越来越需要有效地治疗方法来避免视网膜损伤和失明的恶化。目前，不存在没有任何不良反应的治疗糖尿病性视网膜病变的药物。选择最佳的治疗策略必须考虑视网膜损伤的严重程度和个别患者的一般临床情况，包括心血管风险、肾损伤和是否存在严重的外周动脉疾病。患者应充分了解所提议不同选择的风险和益处。正在进行的大量临床研究证明了行业内外研究人员致力于开发重要的新治疗工具，其中一些会在不久的将来取得成果。在这样的背景下，应该记住，糖尿病是一种慢性全身性疾病，是专家之间跨学科协作的原型：眼科医师、糖尿病专家、内科医师、肾病医师、心脏病专家和许多其他人共同为综合病患管理而行动。

第九节　糖尿病视网膜病变治疗的专家意见

糖尿病患病率在世界范围内不断上升，影响到城市和农村地区。除糖尿病的绝对数量外，糖尿病相关并发症的患病率预计在未来20年还会上升。在西方国家，糖尿病已是工作年龄组致盲的主要原因。在不久的将来，亚洲将成为糖尿病流行病学增长的主要地区。受糖尿病视网膜病变影响的受试者比例将随患者预期寿命的延长而增加，这种趋势在印度和中国最为明显。糖尿病性黄斑水肿是糖尿病视网膜的主要并发症，因此，糖尿病性黄斑水肿检测和治疗的研究进展对糖尿病的治疗具有重要意义。糖尿病性黄斑水肿未来的治疗将需要根据其可用的资金来源、卫生保健组织和国家优先事项与各种国家系统紧密结合。

在评估任何新的治疗方案时，应考虑到各个方面，包括安全性、成本效益和患者对治疗计划的依从性。

目前，正在开发的抗血管内皮生长因子疗法中，brolucizumab 和 abicipar-pegol 已证明初步研究是有效的，如果这些初步报告将得到进一步证实，那么它们可能是减轻糖尿病性黄斑水肿治疗负担的有用工具。

糖尿病视网膜病变治疗的未来计划将集中在 2 个主要干预领域：视网膜成像的发展和糖尿病性黄斑水肿治疗新分子的出现。视网膜诊断工具的最新发展将使糖尿病性黄斑水肿早期发现和彻底治疗成为可能。在这方面，外周缺血的定量测量和超广域视网膜成像是主要的诊断创新，与标准方法相比，可以检测视网膜更多周边区域的病变。就治疗创新而言，众所周知，许多受糖尿病性黄斑水肿影响的眼睛对目前治疗反应不佳。难治性糖尿病性黄斑水肿的治疗需要不同作用机制的新药才能获得更好疗效。

新治疗靶点解决血管生成级联反应的不同步骤和创新给药途径将被探索，以克服现有治疗方法的局限性。Port-Delivery 系统是一种可重复填充的眼植入物，设计用于不断释放定制的雷尼珠单抗制剂，该系统的开发有很大期望，建议可以减轻患者治疗负担，允许长达 6 个月的无治疗间隔，这种方法可以大大提高患者的生活质量和依从性。

另一方面，靶向 Ang-2 的特异性抗体与玻璃体腔内抗血管内皮生长因子联合治疗糖尿病性黄斑水肿具有良好的疗效。最后，与玻璃体腔内注射相比，脉络膜上空间给药具有在视网膜达到相同治疗药物水平的优势，同时尽量减少眼前节的药物水平，这似乎是未来几年最有希望的治疗方法之一。应强调的是，对于所有这些新药和新的给药途径，还需要进一步研究，以确定它们在现实生活和临床试验的安全性和有效性。

糖尿病性黄斑水肿的临床病史以复发和缓解为特征。因此，无论采用何种给药途径，糖尿病性黄斑变性未来治疗的作用机制和治疗方案都需要证明其在抵消疾病复发方面的疗效。

最后，应记住，任何糖尿病性黄斑水肿治疗的有效性均与糖尿病的长期血糖控制有关。从未来的角度来看，每一种糖尿病性黄斑水肿治疗都需要与血糖控制的定制管理相结合，以获得疾病的长期稳定。

第十章

中药治疗糖尿病视网膜病变

糖尿病视网膜病变

病理机制及药物治疗研究进展

第一节　中药治疗糖尿病视网膜病变的概述

一些中草药具有消炎、抗氧化、抗血管生成、抗凋亡、过氧化物酶体增殖物激活受体γ受体激动剂、血小板活化因子拮抗剂、醛糖还原酶抑制剂和其他各种有益的药理活性，需要对抗糖尿病期间视网膜中普遍存在的病理状况。

中草药具有多种性质，可减轻高血糖引起的视网膜病变，因此有可能用于糖尿病视网膜病变的治疗（预防），这将为糖尿病视网膜病变提供一种自然安全的治疗方法，糖尿病视网膜病变的临床应用范围仅限于激光光凝和玻璃体切除等破坏性技术。

目前，临床上成功建立抗血管内皮生长因子药物主要是通过抑制血管生成来发挥作用。最常用的抗血管内皮生长因子药物是贝伐单抗。然而，由于作用机制的限制，其只能用于增殖性糖尿病视网膜病变的治疗（预防），而不能用于非增殖性糖尿病视网膜病变。此外，由于所有这些药物都是化学来源，因此，有必要开发天然来源药物，以激发这些化学药物所显示的药理作用（如抗氧化、消炎和抗血管生成）。

中草药提供了这样一个有益的开发选择。几个世纪以来，这些草药一直用于治疗和预防各种疾病。本章详细介绍了一些中草药在预防（治疗）糖尿病视网膜病变的各种研究中被证明具有必要的特性。这些中药的潜力可以用来克服目前和新开发的糖尿病视网膜病变治疗方法的局限性。正确使用这些草药可能被证明是一个转折点，以减少在糖尿病患者的发病率和进展中威胁视力的并发症。

第二节　中药对糖尿病视网膜病变的潜在治疗作用

一、三七

三七（五加科）在中国传统医学中俗称三七，具有抗糖尿病作用，但对其抗糖尿病视网膜病变的潜力知之甚少。通过对其抗糖尿病活性的研究，发现从该植物根中提取的几种皂苷具有降低空腹血糖、提高糖耐量和降血脂作用。引起这些作用的皂苷被鉴定为人参皂苷 Re14、人参皂苷 Rd、人参皂苷 Rg1、人参皂苷 Rb1 和三七皂苷 R1。最近发现，这些皂苷还具有抗氧化和消炎作用。由于自由基损伤和炎症都与糖尿病视网膜病变的病理生理学密切相关，因此，三七皂苷可用于治疗这种糖尿病并发症。三七皂苷可清除羟自由基和超氧自由基（从而防止自由基诱导的视网膜色素上皮细胞凋亡），而其消炎特性则是由于皂苷诱导的几种促炎介质 mRNA 表达下调，主要是单核细胞趋化蛋白 -1 和 NF-κB。因为单核细胞趋化蛋白 -1 是一种主要的细胞黏附分子，参与诱导白细胞停滞和随后的炎症反应（白细胞通过内皮细胞迁移并迁移到间质炎细胞中，朝向趋化刺激），它的转录抑制减弱了视网膜白细胞停滞，这是一种导致视网膜血管通透性增加和随后血视网膜屏障破坏的事件。此外，抑制 NF-κB 的转录，破坏了其下调反应，主要包括诱导细胞黏附分子和其他促炎症介质（如 TNF-α 和 ILs 细胞转录因子）的转录，除抗氧化和抗感染外，人参皂苷 Rb1 也通过抑制视网膜色素上皮细胞释放血管内皮生长因子而产生抗血管生成作用。由于血管内皮生长因子是诱导内皮细胞增殖、迁移和管形成最有效的促血管生成剂之一，抑制其释放可减弱增殖性糖尿病视网膜病变中视网膜新生血管形成。三七皂苷 Rk1 在血管内皮生长因子诱导和年龄诱导的视网膜内皮细胞通透性方面具有显著抑制作用，除抑制致渗的致病因子外，还可降低视网膜水肿，人参皂苷 Rk1 还通过诱导肌球蛋白轻链和皮质醇（关键细胞骨架重组元件）的磷酸化产生抗透性作用，从而稳定内皮屏障边界的紧密连接蛋白。三七皂苷可能参与糖尿病视网膜病变相关的各种病理事件。

二、丹参

　　丹参俗称中国鼠尾草或红鼠尾草，是一种传统的中药，其干燥的根（丹参）几十年来被用于治疗多种心脏、血管和造血系统疾病。人们对其多种药理作用进行了深入的研究，可能是由于其良好的作用机制和有效性，已被公认为治疗多种血液循环障碍，如心绞痛、心肌梗死、缺血性心脏病，中风和血栓形成。丹参具有显著的抗氧化性能，因为其能够上调内源性抗氧化酶，即过氧化氢酶、超氧化物歧化酶、一氧化氮合酶和谷胱甘肽过氧化物酶，还可直接诱导超氧化物歧化酶、羟基、过氧化氢，1- 二苯基 -2- 苦味酸肼自由基清除。此外，丹参还抑制小胶质细胞产生超氧阴离子，由于这些抗氧化活性，丹参可引起神经保护作用。由于氧化应激诱导的视网膜神经退行性变是糖尿病视网膜发病机制中的关键病理事件，因此，丹参可用于预防视网膜神经细胞凋亡。丹参、丹酚酸 A，已被证明能抑制血管紧张素 II 诱导的内皮细胞增殖。其分子机制被描述为抑制血管紧张素 II 诱导的 NADPH 氧化酶 -4（Nox4），主要负责产生活性氧，然后进一步激活导致 Src 和随后 Akt 磷酸化的信号级联。磷酸化 Akt 促进细胞增殖和迁移。丹酚酸 A 除抑制 Nox4 的活化外，还可直接抑制 Src 和 Akt 的磷酸化，从而在增生性糖尿病视网膜病变期间阻止内皮细胞增殖和血管生成。事实上，丹参在临床试验中也显示出有益的作用。2 个独立的临床研究——随机、双盲、安慰剂对照的多中心临床试验，和随机、双模拟、双盲研究，建立了丹参对糖尿病视网膜病变患者的治疗效果和安全性，并得出结论：丹参可以有效地用于治疗人类糖尿病并发症。

迷迭香酸是丹参的另一种植物成分，通过在 G_2 和 M 期引起细胞周期停止而抑制视网膜新生血管形成。最近一项研究探讨了丹参提取物对视网膜止血的作用，糖尿病视网膜病变时由于毛细血管基底膜增厚而引起，毛细血管基底膜增厚改变了膜的通透性，从而减少了高需氧性视网膜组织致密线粒体形成的自由基清除。不能清除这些自由基会导致它们在视网膜中积聚，并引发自由基反应和脂质过氧化。丹参通过降低血液黏度和改善微循环（可能是由于其抗凝特性和促进血液向视网膜动脉的供应），消除血瘀，并允许自由基排出，从而防止视网膜结构损伤。此外，该研究还揭示了这种植物的降脂、消炎和抗氧化特性，表现为脂质过氧化物水平的降低和 SOD 活性的上调。丹参可能是糖尿病视网膜病变自然治疗的潜在候选药物。

三、枸杞

枸杞（茄科），是一种广受欢迎的中国传统植物，具有抗肿瘤、抗氧化、消炎、免疫调节、抗衰老、保肝、抗昏迷和神经保护等多种药理作用。负责这些作用的主要植物成分已被鉴定为多糖、玉米黄素、胡萝卜素、甜菜碱、脑苷、β-谷甾醇、对香豆酸和各种维生素，最近的研究报告了枸杞的抗糖尿病潜力，以及在动物模型中对糖尿病并发症（如抗肾病和抗视网膜病变）的保护作用，枸杞多糖引起的众多抗凋亡作用被推测是抗糖尿病视网膜病变的潜在原因。首先，枸杞多糖通过上调抗凋亡基因 Bcl-2 的表达，同时下调促凋亡基因 Bax 的表达，预防氧化应激诱导的视网膜内皮细胞凋亡，用反转录聚合酶链反应检测过氧化氢作用下培养的人视网膜上皮细胞系 ARPE-19 中这些基因的 mRNA 表达。这增加了细胞存活所必需 Bcl-2 /Bax 比率。其次，牛磺酸是在枸杞子中发现的非必需游离氨基酸，通过双重机制减弱高血糖诱导的视网膜色素上皮细胞凋亡，即抑制半胱天冬酶 -3（一种分解引起细胞凋亡必需细胞蛋白的蛋白水解酶）的活性和 PPAR-c 受体激活，该受体诱导消炎、抗血管生成和抗凋亡作用，对抗氧化应激诱导的视网膜色素上皮凋亡。

除防止上皮细胞凋亡外，牛磺酸还具有强大的神经保护活性。一些分子机制已经被报道来解释上述效应。首先，它通过阻断 Ca^{2+} 依赖的线粒体通透性转换孔和防止线粒体功能障碍，以及随后的氧化应激来抑制细胞色素 caspase-3 介导的凋亡途径激活。其次，分别增加和减少 Bcl-2 和 Bax 的转录表达。最后，通过上调谷氨酸转运体（导致细胞外空间中的戊二醛迅速清除）和谷氨酸脱羧酶（催化谷氨酸转化为 GABA、γ-氨基丁酸，是一种抑制性神经递质）。此外，牛磺酸直接下调血管内皮生长因子 mRNA 表达并阻止视网膜血管生成。视网膜色素上皮和神经细胞构成血视网膜屏障的一个组成部分，可防止其凋亡有助于维持该屏障的完整性并预防随后的炎症、血管生成，视网膜组织损伤和视力丧失。因此，通过检测细胞凋亡，枸杞可能抑制糖尿病视网膜病变的进展。

四、黄芪

黄芪在中医上俗称黄芪，是一种草本植物，其根数十年来一直用于抗肿瘤、免疫调节、利尿、抗氧化、消炎，抗血栓和抗糖尿病特性。表现出这些特性的主要植物成分包括多糖（黄芪甲苷Ⅰ、Ⅱ和Ⅲ）、皂苷（黄芪甲苷Ⅰ~Ⅷ和异黄芪甲苷Ⅰ和Ⅱ）、类黄酮、异黄酮、甾醇、氨基酸、挥发油和微量元素。最近的一项研究报道了黄芪甲苷Ⅳ在糖尿病视网膜病变动物模型中的多种保护作用，包括减少视网膜神经节细胞凋亡，减少 ERK1/2 的磷酸化（从而减少细胞增殖和分化），抑制 NF-κB 和各种细胞因子的活化（从而引起消炎作用）和下调醛糖还原酶（参与多元醇途径酶）表达。抑制醛糖还原酶不仅可防止与多元醇流量增加相关的直接下游病理途径，如 AGEs 的上调、氧化还原失衡的诱导，以及 NADPH（烟酰胺腺嘌呤二核苷酸磷酸烯酸盐的还原形式）和渗透诱导细胞凋亡的减少导致随后的氧化应激，但也阻止了视网膜小胶质细胞的炎症反应。最近有研究报道，醛糖还原酶在视网膜小胶质细胞的激活中起着关键作用，其进一步激活细胞外信号调节激酶和丝裂原活化蛋白激酶信号，导致 TNF-α 的产生。

抑制醛糖还原酶可抑制视网膜小胶质细胞活化，减少脂多糖诱导的巨噬细胞和微胶质细胞分泌细胞因子，阻止 MMP-9（促血管生成剂）活化，并抑制脂多糖诱导的巨噬细胞和微胶质细胞迁移。小胶质细胞和巨噬细胞迁移减少大大降低了炎症程度。除小胶质细胞和 NF-κB 途径外，一项研究证明了膜曲霉提取物的另一种消炎机制。这种替代途径包括直接抑制巨噬细胞中 AGE 诱导的促炎性细胞因子（即 IL-1β 和 TNF-α）的过度产生。这分子机制被推测为膜曲霉提取物诱导 p38 MAPK 信号通路的下调，同时抑制 NF-κB 介导的通路。黄芪甲苷，一种从膜曲霉提取物中提取的黄酮，通过降低高血糖诱导的视网膜穆勒细胞血管内皮生长因子过度表达来防止视网膜血管生成。黄芪的消炎、抗血管生成和抗凋亡特性，使其可以减少高血糖时视网膜损伤的程度，从而防止糖尿病视网膜病变的进展。

五、山莨菪

唐古特茛菪（茄科）是一种应用广泛的抗胆碱药，在我国被称为山莨菪和藏茄。该植物的主要临床用途是作为水疗、平喘、抗休克药物和抗有机磷中毒药物。此外，它在治疗微循环障碍方面的潜力众所周知。在这种植物中发现主要化学成分是托烷生物碱，即山莨菪碱、莨菪碱、东莨菪碱、托品、阿托品、三氯苯基丁酰氧托烷和一种非托烷生物碱菟丝子碱。唐古特可用于治疗糖尿病视网膜病变等微循环障碍。事实上，在四氧嘧啶诱导的糖尿病动物模型中发现山莨菪碱通过增加视网膜组织的血流量和氧供应来改善视网膜血流动力学。这被假设为防止视网膜脂质过氧化，因此，可能有助于预防糖尿病视网膜病变。山莨菪碱通过阻断 NF-κB 介导的信号转导和下调纤溶酶原激活物抑制物 -1（PAI-1）和 TF 的表达，预防凝血功能障碍并维持血流途径，由于糖尿病期间 PAI-1 和 TF 介导的高凝状态过度表达导致内皮功能障碍、炎症、视网膜缺血、血管生成和氧化应激损伤，山莨菪碱对其抑制可预防所有这些病理事件。山莨菪碱在转录水平上抑制 TNF-α 产生，具有明显的消炎和抗凋亡作用。此外，经山莨菪碱治疗后，白细胞介素 1-β 和白细胞介素 -8 等其他细胞因子的产生也减少（图 10-2-1）。

虽然上述研究没有在视网膜神经元上进行，山莨菪碱也没有被用来抑制高血糖引起细胞因子过度分泌，但其有望产生类似的结果。尽管如此，研究其对视网膜的确切影响仍需要验证这一点。此外，关于山莨菪碱在糖尿病视网膜病变中保护作用的一个新假说可能是山莨菪碱介导的 α-7 烟碱乙酰胆碱受体（a7nAChR）激活。已经证明山莨菪碱可通过激活 a7nAChR 引起抗休克。然而，这些受体在其他各种生理学中的参与也不容忽视。其中一个潜在的利用包括内皮细胞中由 a7nAChR 激动引起的抗氧化作用。据报道，a7nAChR 的激活可通过减少活性氧的数量、防止氧化应激引起的损伤和细胞凋亡而提高细胞活力。这背后的分子机制被阐明为血管过氧化物酶-1蛋白（一种催化过氧化氢转化为次氯酸的酶，一种加剧氧化应激的强促氧化剂）通过抑制JNK1/2磷酸化而下调。然而，与其有益作用相反，近年来一些研究表明，a7nAChR的激活也参与了多种病理性血管生成事件，包括视网膜新生血管的形成，通过可能增加血管内皮生长因子的表达。由于这些相互矛盾的药物作用似乎减轻了糖尿病视网膜病变期间的病理状况，需要更多的研究来探索高血糖期间a7nAChR激活对视网膜的确切累积效应。

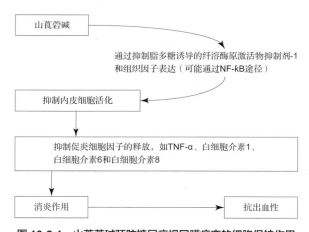

图 10-2-1　山莨菪碱预防糖尿病视网膜病变的细胞保护作用

来源：TAPAN BEHL, ANITA KOTWANI.Chinese herbal drugs for the treatment of diabetic retinopathy[J].J Pharm Pharmacol,2017,69(3):223-235.

六、玄参

　　玄参（玄参科）俗称"宁坡玄参"或"中国玄参"，几个世纪以来一直被用作中草药茶的成分，具有解热、消炎、抗氧化、抗血管生成、神经保护、抗抑郁、心血管保护、抗糖尿病、免疫刺激等作用。确定与这些特性有关的主要活性化学成分包括安哥拉糖苷C、乙酰苷、西伯利亚苷A、6-O-咖啡酰蔗糖和棉籽糖、淀粉糖和马鞭草糖的低聚糖。尽管最近有研究报道，哈巴果苷是宁坡木属植物的化学成分，与其他中草药（三七、丹参和黄芪）一样，具有抗糖尿病视网膜病变的潜力。乙酰苷是一种醛糖还原酶抑制剂，因此，容易引起与黄芪甲苷IV类似的有益作用，并有助于减轻糖尿病视网膜病变期间的病理发生。梓醇，宁坡产环烯醚萜甘氨酸，具有消炎和抗氧化作用，其通过转录和翻译下调 Nox-4 及其成分 p22phox 的表达，显著防止糖尿病期间内皮功能障碍和自由基的产生。此外，梓醇还通过上调 SOD 活性来诱导抗氧化作用。梓醇还可通过抑制各种细胞因子的表达来下调炎症反应。玄参皂苷 B，另一种从 S.ningpoensis 获得的环烯醚萜苷，据报道是一种比梓醇更有效的消炎成分。抑制 COX-2 活性，下调 TNF-α、MCP-1 和一氧化氮的产生。这些效应可能是通过阻断 NF-κB 信号转导途径介导的。此外，玄参皂苷 B 减弱心磷脂合成酶 1 的 mRNA 表达，这是形成线粒体心磷脂所需的酶，而线粒体心磷脂是炎症体 NLRP3 活性所必需的。炎症小体 NLRP3 是天然免疫系统的一个组成部分，参与促炎性细胞因子 IL-1β 的成熟。玄参皂苷 B 介导的通过所讨论的途径抑制炎症小体 NLRP3 的表达会阻碍 IL-1β 的分泌。由于上述促炎介质与糖尿病视网膜病变的病理生理学密切相关，可能会阻止这种并发症的进展。

七、葛根

葛根因其活性成分葛根素（一种异黄酮）具有广泛的药理活性而应用最广泛。葛根素从葛根中分离得到，具有广泛的临床效果，如血管扩张、心脏保护、神经保护、肝脏保护、镇痛、解热、抗氧化、抗血管生成、消炎、抗伤害、降血糖、降胆固醇、抗高血压、抗血栓和成骨细胞等，由于葛根素存在以上诸多优点，因此，其既被用作维持一般健康的膳食补充剂，也被用作治疗各种疾病的药物，包括心脑血管疾病、糖尿病及其并发症、骨坏死（骨质疏松症）、帕金森病，老年痴呆症，子宫内膜异位症，血栓栓塞，高脂血症，慢性酒精中毒，肝病和癌症。除葛根素外，野根、大豆苷元和染料木素也参与了一些药理作用。

野根是为数不多的具有抗糖尿病视网膜病变潜力的中药之一，主要是通过抗氧化机制保护视网膜上皮细胞和神经细胞免于凋亡。它主要通过降低 iNOS 的 mRNA 表达（抑制一氧化氮的产生）和增强 SOD 活性（清除超氧化物自由基），从而抑制过氧亚硝酸盐自由基的形成，防止过氧亚硝酸盐诱导的细胞凋亡。此外，葛根素还通过下调 RAGE 的表达来减轻年龄诱导的氧化应激，除抑制年龄受体的表达外，一项研究报道，葛根素还直接抑制 AGEs 的产生。葛根素通过抑制 NADPH 氧化酶（通过抑制 p47phox 和 Rac1 介导的信号传导）和 NF-κB 的激活，阻止自由基的产生，从而阻止视网膜周细胞的凋亡。葛根素的抗血管生成特性对预防糖尿病视网膜病变的进展也至关重要。通过抑制血管内皮生长因子和 HIF-1α 的 mRNA 表达来抑制视网膜血管生成。葛根素的消炎作用通过其减弱 IL-1b 介导的事件来证明，如视网膜白细胞停滞（通过抑制 ICAM-1 和 VCAM-1 的诱导）、细胞凋亡（通过下调 Bax 和 caspase-3 的表达，除葛根素外，染料木黄酮还可诱导糖尿病视网膜的抗炎作用，同时上调线粒体中 Bcl-2 的表达，并最终阻止血视网膜屏障的破坏）。作为酪氨酸激酶抑制剂，通过抑制小胶质细胞的激活来阻止促炎细胞因子 TNF-α 的激活。其分子机制是染料木素介导的 ERK 和 p38 MAPK 磷酸化抑制。由于 TNF-α 主要通过刺激细胞黏附分子的表达参与白细胞的募集，染料木素对其的抑制大大阻止了白细胞与内皮细胞的相互作用、血管功能障碍、渗漏和破裂及随后的视网膜水肿，染料木素和第三异黄酮存在于野根。据报道，大豆苷元通过刺激 PPAR-c 受体引起一定的消炎作用。染料木素和大豆苷元诱导的 PPAR-c 活化最具血管保护作用的下游通路包括抑制单核细胞与内皮细胞的黏附，这与异黄酮诱导的对细胞黏附分子表达的抑制作用无关。由于存在上述诸多有益作用，野根可能预防（治疗）糖尿病视网膜病变。

八、银杏

银杏，可能是现存最古老的树种之一，几个世纪以来以其在食品和医药中的用途而闻名。银杏叶可改善脑血流量、对氧化应激损伤的神经保护和抗凋亡作用、调节血管系统和抑制血小板活化。由于这些特性，其在中国传统医学中被广泛用于治疗哮喘、锡中毒、眩晕、糖尿病和一些循环系统疾病，如周围血管疾病，但最重要的是痴呆相关疾病，如老年痴呆症。即使在今天，银杏提取物仍被临床用于改善痴呆患者的学习、认知和运动能力，并作为精神分裂症的辅助治疗。对这些活性起作用的化学成分被鉴定为双黄酮、三萜（银杏内酯A、B、C、J、P和Q及双叶内酯）、黄酮醇苷（槲皮素、儿茶素）和原花青素及其抗氧化剂，神经保护和改善血流的特性使其成为糖尿病视网膜病变预防的潜在候选药物。一些研究报道了银杏叶提取物在高血糖期间对视网膜的有益作用（图10-2-2）。用银杏叶提取物治疗糖尿病动物模型，除减少一氧化氮的产生外，还可作为一氧化氮清除剂，大大降低一氧化氮诱导的氧化应激，这减弱了视网膜神经节细胞和感光细胞的凋亡。银杏叶通过诱导消炎作用防止视网膜脱离，其假设的分子机制之一是银杏内酯B下调PAF的表达能力。银杏内酯B既是PAF的竞争性拮抗剂，又是PAF乙酰水解酶的活性促进剂，PAF乙酰水解酶是一种催化PAF水解（随后失活）的酶。由于PAF通过加速白细胞黏附分子P-

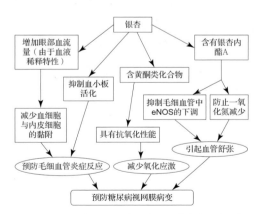

图 10-2-2　银杏叶预防糖尿病视网膜病变的作用机制

来源: TAPAN BEHL, ANITA KOTWANI.Chinese herbal drugs for the treatment of diabetic retinopathy[J].J Pharm Pharmacol,2017,69(3):223-235.

选择素糖蛋白配体 -1 的蛋白水解脱落，或通过影响白细胞在视网膜内皮上滚动速度的某些其他方式对其进行修饰，从而增加白细胞与视网膜血管的黏附，银杏内酯 B 抑制 PAF 可防止白细胞与内皮细胞的相互作用及其下游炎症反应，从而减少视网膜内皮细胞损伤。银杏叶提取物还可显著降低缺氧条件下视网膜色素上皮细胞中 HIF-1α 和血管内皮生长因子的转录表达。但这些作用背后的分子机制尚未阐明。尽管如此，这些有益的作用可能会被进一步探索和临床验证，以利用银杏叶作为一种抗糖尿病视网膜病变疗法。

第三节　中药治疗糖尿病视网膜病变的总结

糖尿病视网膜病变是一种与糖尿病相关且危及视力的并发症，它是由高血糖引起的多种病理改变所导致，如氧化应激诱导的视网膜内皮细胞和神经细胞凋亡增加、血管生成和炎症反应。因此，迫切需要开发一种天然的草药治疗方法，既能预防并发症的进展，又能治愈视网膜已有的病理状态，同时又不会对视网膜组织造成太大的损伤且无任何严重的不良反应。除在植物中寻找更安全的替代治疗糖尿病视网膜病变的方法外，目前尚在探索中草药。事实上，许多中草药已经显示出积极的效果。这些中药具有抗氧化、抗血管生成、消炎、PAF 拮抗、醛糖还原酶抑制、PPAR-c 兴奋等多种药理作用，提示其可能减轻高血糖引起的各种病理状态。

第十一章

糖尿病视网膜病变的营养治疗

第一节　糖尿病视网膜病变营养治疗的概述

目前，糖尿病视网膜病变的主要治疗方法有激光光凝、玻璃体视网膜手术或玻璃体内注射血管内皮生长因子药物。然而，这些治疗方法只在糖尿病视网膜病变的晚期起作用，具有短期疗效，并会引起不良反应。在糖尿病视网膜病变的早期阶段使用营养药物治疗可能是一种合理的替代方法，可阻止疾病进展。特别是体外和体内研究表明，多种营养制剂具有显著的抗氧化和消炎特性，可抑制早期糖尿病导致的视网膜病变分子机制，减少糖尿病视网膜病变的神经和血管损伤。尽管大多数研究仅限于动物模型，且存在许多营养药物生物利用度低的问题，但这些化合物可能是糖尿病视网膜病变治疗的天然替代方法。

"营养药物"一词是史蒂芬·德费利斯博士于 1989 年发明，并指出"提供医疗或健康益处的食物（或食物的一部分），包括预防和（或）治疗疾病"，营养品是有效的抗氧化剂。它们可能诱导抗氧化酶的表达，充当活性氧的清除剂或显示单峰氧猝灭活性，如类胡萝卜素。营养药物还可能通过降低活化 NF-κB 轻链增强子的表达或核转运而发挥消炎作用。营养药物可以作为天然膳食补充剂使用，因此，可以便于管理，易于获得，而且价格低廉。营养药物的另一个优势，它们不可能诱发不良反应（以适当剂量交付），如低血糖和肝损伤。

在这一章中，笔者将注意力集中在不同种类的营养药物上，如多酚、类胡萝卜素、皂苷等，解释这些营养药物如何对抗糖尿病视网膜病变的病理变化。特别是，强调了营养制剂如何降低氧化应激、炎症、神经退行性变、血管改变，还包括体外研究、动物模型的体内研究和临床研究。

第二节　营养与氧化应激

氧化应激是由活性氧产生和生物解毒系统活性失衡引起。活性氧在正常代谢条件下产生，以支持正常细胞功能，并调节多种生物过程，包括细胞增殖、分化和迁移、信号转导和程序性细胞死亡。然而，由于活性氧的高反应性，它们的积累通过改变和降解分子（如 DNA、脂质和蛋白质）而损害细胞结构和功能。内源性抗氧化酶包括超氧化物歧化酶、过氧化氢酶、谷胱甘肽过氧化物酶和谷胱甘肽还原酶来比较氧化应激和活性氧的产生。除内源性酶系统外，还存在内源性非酶因素，包括谷胱甘肽（过氧化物酶和谷还原酶）调节、维生素 C 和维生素 E。除内源性抗氧化防御外，外源性抗氧化剂也可用于维持氧化还原稳态。它们可以直接作为自由基的清除剂，间接地通过中断自由基连锁反应或二者兼有。它们还可以通过诱导内源性抗氧化酶的表达来降低氧化应激。最近有学者提出，基于天然、非酶抗氧化剂（如营养品）的疗法可以缓解内源性抗氧化防御的下降。

视网膜对氧化应激非常敏感，这主要是由于多不饱和脂肪酸含量高、摄氧量高、葡萄糖氧化及长期暴露在光照下所致。高糖水平会触发一系列过程，如年龄积累、PKC 激活及多元醇和己糖胺途径中的通量增加，这些过程会引发氧化应激。反过来，活性氧的增加可能导致 DNA 断裂，引起聚 ADP 核糖聚合酶激活和甘油醛 3- 磷酸脱氢酶抑制。这会导致糖酵解代谢物的累积，这些代谢物可诱导年龄形成和 PKC、多元醇及己糖胺途径的激活，这些途径已知有助于糖尿病视网膜病变的发病机制。总之，氧化应激产生了一个传播周期，导致活性氧的持续增加，从而激活与糖尿病视网膜病变进展密切相关的通路。

不同的天然膳食化合物已被研究为可能的治疗方法或佐剂来对抗视网膜氧化应激的糖尿病视网膜病变，其包括多酚，类胡萝卜素，皂苷，以及其他化合物。它们在不同的水果、蔬菜、草药和饮料中都很常见，通过直接清道夫活性和（或）通过刺激抗氧化酶表达，在增强内源性抗氧化防御方面非常有效。这些化合物中的几种已在体外和体内动物模型中进行了测试。

一、非黄酮类多酚

姜黄素是一种黄色的多酚物质，是姜黄的主要活性成分，因其抗氧化和消炎特性而广为人知。已在不同的研究中得到证实姜黄素具有很强的抗氧化能力。在人视网膜内皮细胞暴露于高糖和姜黄素作用下，细胞内活性氧的产生显著减少，视网膜色素上皮细胞系 ARPE-19 也获得了类似的结果。活性氧水平的降低伴随着血红素氧合酶 -1 表达的增加，血红素氧合酶 -1 是一种氧化还原敏感的诱导应激蛋白，一旦被激活，可保护细胞免受不同类型的应激。以上结果表明，姜黄素不仅能产生直接的抗氧化活性，而且还可能通过增强抗氧化酶的表达间接发挥作用。最近对高糖应激 ARPE-19 细胞的另一项研究表明，姜黄素诱导的活性氧形成抑制可阻止 DNA 甲基转移酶活性的改变。对链脲佐菌素诱导的糖尿病大鼠进行体内研究，观察到姜黄素可防止视网膜丙二醛（氧化应激的标志物）的增加和谷胱甘肽的减少。在同一模型中，姜黄素还通过增加超氧化物酶、过氧化氢酶和谷胱甘肽水平来抑制总抗氧化能力的降低，并阻止氧化蛋白损伤标记物视网膜硝基酪氨酸和氧化 DNA 损伤标记物 8- 羟基 -20- 脱氧鸟苷水平的增加。

在其他非黄酮类多酚中，发现于葡萄、花生和浆果等不同植物中的白藜芦醇被描述为能够通过减少脂质过氧化、氧化还原谷胱甘肽比率和超氧化物歧化酶活性来降低糖尿病大鼠视网膜中的氧化应激。数据还表明，白藜芦醇可减少高血糖诱导的氧化应激对维 A 酸代谢的不利影响，维 A 酸代谢参与了 11- 顺式视网膜在视网膜色素上皮的视觉循环。

二、黄酮类多酚

类黄酮为多酚类物质，由多种天然物质组成，具有很强的抗氧化能力。这些天然产物存在于水果、蔬菜、谷物、根、茶和葡萄酒中。

在链脲佐菌素糖尿病大鼠中，不同黄酮类化合物治疗可改善视网膜氧化还原状态，有利于谷胱甘肽的增加和脂质过氧化的减少。也有人观察到黄酮类化合物能够增加抗氧化酶如超氧化物酶和过氧化氢酶的水平。特别是，这些发现在糖尿病大鼠的视网膜中有记录，这些大鼠用槲皮素（一种常见于蔬菜和水果中的黄酮醇）和橙皮素（一种常见于柑橘类水果中的黄烷酮）或绿茶治疗。绿茶是一种很受欢迎的饮料，富含儿茶素、表儿茶素、表儿茶素没食子酸酯。其中，表儿茶素是绿茶内含量最丰富的，以其抗氧化活性而闻名。没食子儿茶素没食子酸酯的抗氧化作用似乎与醛糖还原酶活性的降低有关，醛糖还原酶活性催化多元醇途径中的限速步骤，以及年龄累积的减少。

圣草素是一种从原产于北美的植物 yerba santa（生草属，加利福尼亚）中提取的黄酮类化合物（又名生草酚），能减少活性氧的产生，提高超氧化物酶、谷胱甘肽还原酶和过氧化氢酶的活性。另外，已经证明，在高糖处理的视网膜神经节细胞 -5 中，它可以增强 Nrf2 的核易位并提高抗氧化酶 HO-1 的表达。

花青素是另一种类黄酮，是植物、水果和花的红色或蓝色的主要成分。体外研究表明，蓝莓花色苷 - 苹果维聚糖和苹果维聚糖苷可通过降低活性氧水平和增加过氧化氢酶和超氧化物酶的活性产生抗氧化作用。此外，将蓝莓花青素添加到糖尿病大鼠的食物中并给予糖尿病大鼠 12 周已被描述为能够防止视网膜氧化应激，有利于抗氧化能力的增加，如谷胱甘肽的增加和活性氧水平的降低所证明。蓝莓花青素的这种抗氧化活性是由 Nrf2 激活和 HO-1 表达增加介导。

三、类胡萝卜素

叶黄素和玉米黄素是橙子、黄色水果和深绿色叶菜的主要成分。它们与玉米黄素一起形成灵长类眼睛的黄斑色素，并防止对视网膜的氧化损伤。它们在预防视觉障碍方面的潜在作用得到了描述。关于类胡萝卜素在糖尿病视网膜病变实验模型中的作用，在糖尿病大鼠的视网膜中观察到脂质过氧化、硝基酪氨酸水平和氧化修饰 DNA 减少，这些糖尿病大鼠接受了 2 个月的玉米黄素补充。这些效应伴随着抑制糖尿病引起的视网膜超氧化物酶表达和活性的降低，尽管没有观察到玉米黄素对谷胱甘肽水平的影响。同样，一个月糖尿病小鼠服用叶黄素可防止视网膜氧化应激，使视网膜活性氧水平恢复正常。

番红花酸和番红花苷是另外 2 种属于类胡萝卜素的化合物。它们可以被认为是藏红花的活性成分，藏红花是一种传统的香料，因其有益的品质而被用于传统医药。番红花酸和番红花苷，类似于叶黄素和玉米黄素，以其抗氧化和保护活性氧的作用而闻名。据报道，番红花酸可保护视网膜神经节细胞免受氧化应激，而用番红花酸治疗可防止在高糖培养的小胶质细胞中活性氧和一氧化氮的上调。

四、皂苷

三七总皂苷包括人参皂苷 Rg1、人参皂苷 Rb1 和三七皂苷 R1，可对氧化应激诱导的损伤产生保护作用，如在用北美人参（西洋参）治疗 2 个月的 STZ 糖尿病小鼠中观察到的。此外，在暴露于高糖的大鼠视网膜毛细血管内皮细胞和用 100 μg/mL 葡萄糖处理的大鼠视网膜外周神经系统，活性氧水平显著降低。活性氧水平的降低与抗氧化酶的增加有关，包括 SOD、CAT 和谷胱甘肽。此外，还观察到三七皂苷 R1 可导致 NADPH 氧化酶活性降低，NADPH 氧化酶是产生氧自由基的主要酶。

五、其他化合物

谷物粉 Lisosan G 是从有机全谷物（小麦）中提取的发酵粉末。富含酚类成分、类黄酮、α- 硫辛酸、生育酚和多不饱和脂肪酸等生物活性物质。在小鼠视网膜外植体中，Lisosan G 已被证明能抑制氧化应激诱导的 II 期抗氧化酶增加，如 HO-1、SOD 和谷氨酸半胱氨酸连接酶催化亚单位 mRNA 表达，而在 STZ 大鼠中，其似乎能抑制 Nrf2 核易位，表明在这些系统中，Lisosan G 可通过直接清除自由基而不是通过激活抗氧化酶表达发挥抗氧化作用。

第三节 营养与炎症

炎症是对损伤的非特异性反应，包括多种功能介质，如细胞因子、趋化因子、急性期蛋白和其他促炎性细胞因子。在糖尿病动物或患者的视网膜中检测到许多这种介质，表明炎症在糖尿病视网膜病变的发生中起作用。反应性胶质增生，其特征在糖尿病视网膜病变中典型地观察到穆勒细胞和星形胶质细胞，导致这些细胞释放促炎性细胞因子，如肿瘤坏死因子-α，白细胞介素-1β。

炎症蛋白的转录受促炎症转录因子的激活调节，其中 NF-κB 起突出作用。这种因子一旦被激活，就会转移到细胞核中，与核 DNA 结合，并作为一个主开关，促进促炎性细胞因子如白细胞介素 1β 的表达，白细胞介素-6、白细胞介素-8 和至少部分肿瘤坏死因子-α 。有充分证据表明 NF-κB 参与了糖尿病视网膜病变早期的发病机制，事实上，抑制了 NF-κB 调节的蛋白表达减少毛细血管变性，而直接 NF-κB 阻断抑制糖尿病视网膜病变的进展。一些营养药物治疗糖尿病视网膜病变的潜在功效是其可以抑制 NF-κB 激活。

一、非黄酮类多酚

姜黄素可预防肿瘤坏死因子-α 在高糖培养的 HRECs 中释放。姜黄素还通过抑制 NF-κB 的活性降低糖尿病大鼠视网膜损伤和白细胞介素 1β 的降低级别。一些迹象表明姜黄素可能影响 NF-κB 通过阻止糖尿病诱导的钙 / 钙调素依赖性蛋白激酶Ⅱ（CAMKII）的视网膜活化，一种普遍存在的多功能蛋白激酶，参与 NF-κB 转录活性的调节。姜黄素也可以逆转糖尿病诱导的视网膜 GFAP 的上调 STZ 大鼠的穆勒细胞。

研究表明，通过尾静脉注射白藜芦醇后，STZ 大鼠视网膜中的炎症标记物减少。与姜黄素类似，白藜芦醇或虎杖根的乙醇提取物富含白藜芦醇，通过减少 NF-κB 的活性来减轻糖尿病大鼠视网膜的炎症。此外，白藜芦醇被描述为能够减少实验性葡萄膜炎小鼠视网膜的

NF-κB 核易位。白藜芦醇可能促进通过 AMP 激活蛋白激酶（AMPK）激活抑制 NF-κB。事实上，从 STZ 诱导的糖尿病小鼠视网膜获得的数据表明，白藜芦醇诱导 AMPK 激活，显著抑制 NF-κB 磷酸化和逆转糖尿病诱导的 SIRT1 失活。白藜芦醇促进 SIRT1 激活可能介导 NF-κB 的抑制刺激 DNA 转录，因为 SIRT1 使 NF-κB p65 和组蛋白 3，NF-κB 具有降低 DNA 结合的作用。与姜黄素类似，白藜芦醇负性调节 NF-κB 的可能机制是抑制视网膜 CAMKII 激活。

二、黄酮类多酚

槲皮素在视网膜中同时具有抗氧化和消炎作用。有报道称通过灭活 NF-κB 来减少血管内皮生长因子诱导的炎症反应来抑制 661W 细胞中的丝裂原活化蛋白激酶和 Akt。在 STZ 糖尿病大鼠中，槲皮素抑制视网膜 GFAP 表达的增加并诱导在特定视网膜层 NF-κB 蛋白表达的减少，即神经纤维层、内网状层和内核层的表达。槲皮素对 NF-κB 的作用也与肿瘤坏死因子-α 和 IL-1β 水平降低有关。

橙皮素是另一种黄酮类化合物，据报道其可在糖尿病视网膜中发挥抗氧化作用，该化合物也被观察到抑制糖尿病诱导的 GFAP 和促炎性细胞因子肿瘤坏死因子-α 和白细胞介素β 在糖尿病大鼠视网膜的过度表达。据报道，与橙皮素属同一类的黄酮类化合物圣草酚也能降低肿瘤坏死因子-α 和白细胞介素-8 在 STZ 大鼠视网膜或在高糖应激的视网膜神经节细胞中的表达。

已观察到儿茶素可增加 STZ 大鼠视网膜中热休克蛋白 27 的水平并减少相关炎症因子的产生。糖尿病诱导的视网膜胶质细胞活化，以穆勒细胞中 GFAP 表达增加为特征，研究还发现，绿茶或儿茶素也有抑制作用。

三、类胡萝卜素

在类胡萝卜素中，番红花苷不仅能保护小胶质细胞免受氧化应激，而且能阻断高糖和游离脂肪酸对小胶质细胞的促炎症反应。在番红花苷的抗氧化和消炎作用中，PI3K/Akt 信号的激活似乎起着重要作用。

四、其他化合物

化合物 6- 姜辣素和倍半萜 zerumbone 分别大量存在于姜科植物生姜和生姜的根茎中。它们能够通过抑制 NF-κB 表达 / 激活和减少促炎性细胞因子的表达来改善高血糖引起的视网膜损伤。特别是，zerumbone 的作用可能是阻断 AGE/RAGE/NF-κB 的通路。

据报道，Lisosan G 可阻断糖尿病诱导 STZ 大鼠视网膜中 GFAP mRNA 表达增加，表明反应性胶质增生。此外，Lisosan G 已被证明具有与 NF-κB 核易位减少相关的重要消炎作用，如在肝细胞或人类内皮祖细胞中观察到，最近在糖尿病视网膜病变的体内大鼠模型中被假设，其中 Lisosan G 诱导 NF-κB 磷酸化的减少被报道。

在几种病理学中观察到 NF-κB 翻译后修饰（O-GlcN 酰基化），包括糖尿病视网膜病变。一种含有酚类化合物（3，4- 二羟基苯甲酸、绿原酸和咖啡酸）的刺五加提取物（一种在东方国家传统上用于治疗糖尿病的植物）最近被证明能减少胶质细胞的活化，抑制 NF-κB 并降低 STZ 糖尿病小鼠视网膜 O-GlcN 酰化。最后，一种强化的红莓、银杏和白柳树皮提取物，含有肌肽和 α- 硫辛酸，据报道，硫辛酸可以抑制 STZ 大鼠视网膜肿瘤坏死因子-α 的水平增加。

五、炎症与氧化应激关系

上述大多数化合物都显示出抗氧化和消炎特性，这在不同的体外和体内实验模型中已有报道。事实上，氧化应激被认为在炎症的发展中起着关键作用。因此，活性氧的产生可能促进 NF-κB 的活化、一种氧化敏感因子和炎症与氧化应激之间的交联物。最近在 ARPE-19 细胞中的证据也表明，高糖诱导的活性氧可能通过 PI3K/Akt/mTOR 促进炎性细胞因子的分泌，而姜黄素已被发现抑制这一信号通路。总之，在糖尿病视网膜病变中，炎症很可能继发于氧化应激的增加，使用适当的抗氧化剂可能会阻止炎症状态的建立。

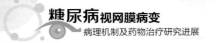

第四节　营养与神经退行性变

糖尿病视网膜病变的特点是细胞凋亡的增加可能与自噬能力的降低同时导致神经元的广泛丧失相关。神经元细胞的脆弱性在糖尿病视网膜病变的早期很明显，在任何血管损伤的迹象出现之前都可以检测到。这种早期神经元损伤导致视网膜功能缺损，视网膜电图可记录到视网膜功能缺损，并与不同的形态学改变有关，这些改变主要包括视网膜层厚度的减少，特别是内核层和内网状层受到影响。在糖尿病啮齿动物的视网膜中，末端脱氧核苷酸转移酶介导的 dUTP 缺口末端标记阳性细胞（TUNEL）的增加可与抗凋亡标记物（如 Bcl-2）的减少和促凋亡标记物（如活性 caspase-3 和 Bcl-2 相关 X 蛋白）。糖尿病视网膜病变的神经退行性变可能是由高糖引起的氧化应激和炎症所得，但有证据表明神经营养因子表达失调也可能起作用。神经营养因子、神经生长因子和脑源性神经营养因子由视网膜神经元和胶质细胞表达，主要参与细胞存活和突触调节。神经营养素表达减少或成熟神经营养素与其前体之间的不平衡（如 proNGF/NGF）可能导致神经元损伤和神经退行性变。糖尿病视网膜神经元死亡的另一个原因是谷氨酸水平升高引起兴奋性毒性。这种情况很可能是由于穆勒细胞导致谷氨酸 - 天冬氨酸转运体活性降低和谷氨酰胺合成酶下调，后者将谷氨酸转化为无毒谷氨酰胺。

一些天然化合物以其神经保护特性和在中枢神经系统内的积极作用而闻名。特别是，富含黄酮类化合物的营养制剂被提议用于治疗和预防各种神经退行性疾病。

一、非黄酮类多酚

据报道，在糖尿病大鼠视网膜中，姜黄素通过上调 Bcl-2 的表达和下调 Bax 的表达发挥抗凋亡作用，减少视网膜神经节细胞和内核层细胞凋亡，保持正常的视网膜厚度。此外，姜黄素逆转糖尿病诱导的视网膜谷氨酰胺合成酶下调，这可能有助于谷氨酸清除和降低兴奋性毒性的风险。有趣的是，姜黄素也可能通过促进视网膜神经元自噬流量而抑制细胞凋亡。事实上，姜黄素已被报道在不同的中枢神经系统神经退行性变模型中刺激自噬并发挥保护作用。

白藜芦醇已被证明可降低 STZ 诱导糖尿病大鼠的视网膜凋亡水平并减轻视网膜变薄。白藜芦醇的神经保护作用可能与其消炎作用有关。与姜黄素类似，白藜芦醇可能通过刺激自噬抑制细胞凋亡。事实上，据报道，在暴露于细胞毒性应激的人类视网膜色素上皮 ARPE-19 和小鼠光感受器 661W 细胞中，它可以诱导自噬并减少细胞死亡。

二、黄酮类多酚

黄酮类化合物对糖尿病视网膜神经退行性变的有益作用已成为研究主题。用槲皮素治疗 STZ 大鼠可防止糖尿病诱导的视网膜神经节细胞丢失，减轻视网膜层变薄，降低半胱天冬酶 -3 的表达 / 激活和细胞色素 C 水平，同时增加 Bcl-2 表达水平。此外，槲皮素可改善神经营养因子及其受体和下游信号分子的表达。特别是，槲皮素治疗有利于增加 Akt 磷酸化和 BDNF、其受体 Trk-B 和突触素的表达。这些数据表明，槲皮素的神经保护作用由 BDNF-TrkB/Akt 突触素途径介导。槲皮素通过促进自噬而影响细胞凋亡可能性得到了观察结果的支持，这些观察结果报告了槲皮素对高糖血神经膜细胞自噬的有效模拟，以及槲皮素对细胞凋亡的保护作用。与槲皮素类似，茶叶、花椰菜、苹果、草莓和豆类中发现的黄酮醇山奈酚也可能是自噬的刺激剂，如人类神经母细胞瘤 SH-SY5Y 细胞系。

另一种黄酮类化合物芦丁，可能代表一个很好的选择，以抵消糖尿病视网膜病变神经退行性变。它是槲皮素的主要糖苷形式，在洋葱、苹果、茶和红酒等食物中含量丰富。其神经保护作用已在氧化应激下的大鼠视网膜神经节细胞中进行了测试，观察到芦丁治疗可提高细胞存活率并降低 caspase-3 的激活。芦丁的抗凋亡作用已在糖尿病大鼠中得到证实，在糖尿病大鼠中，观察到该化合物的治疗可导致半胱天冬

酶 -3 活性和表达的降低，同时伴有 Bcl-2 的增加和 BDNF 和 NGF 水平的保持。

白杨素是一种天然黄酮类化合物，存在于草药和蜂巢中，最近已被证明可通过维持葡萄糖刺激的人视网膜色素上皮细胞或糖尿病大鼠视网膜色素上皮细胞中强大的类维生素视觉周期相关组分来保护视网膜光感受器。

橙皮苷强大的抗氧化能力与这种黄酮的神经保护作用有关。在糖尿病视网膜中，它抑制神经元死亡，减少 caspase-3 的表达，并防止视网膜变薄，有利于保护神经节细胞和内核层中的细胞。柚皮素也与橙皮素一起存在于柑橘类水果中，在糖尿病视网膜中发挥类似的神经保护作用，有利于 BDNF 和突触素的增加及凋亡水平的降低，如 Bcl-2 增加和 Bax 和 caspase-3 表达降低所示。柚皮素促进的促凋亡分子的减少可能是由于 Akt 和 Erk1/2 的激活，如在海马细胞受到兴奋性毒性应激和不同浓度柚皮素处理所示。黄烷酮 eriodictyol 的抗凋亡作用也被报道在高糖应激的视网膜神经节细胞中。

其他研究表明，绿茶治疗可以防止糖尿病视网膜的神经退行性变。事实上，糖尿病大鼠口服绿茶可在视网膜产生神经保护作用，其特征是减少神经元死亡、恢复谷氨酸摄取和改善视网膜功能，如视网膜电图所记录。表儿茶素对糖尿病大鼠视网膜的神经保护作用被认为与减少促神经生长因子生成有关。

三、类胡萝卜素

叶黄素是类胡萝卜素在糖尿病视网膜中最具公认的神经保护作用的物质。如对糖尿病小鼠视网膜振荡电位的视网膜电图分析所强调，其持续摄入可诱导明显的功能改善，这表明可预防视网膜内损伤。此外，叶黄素治疗可恢复视网膜层厚度，减少视网膜凋亡，并保持 BDNF 和突触素水平。枸杞中含有叶黄素和玉米黄素，枸杞是茄科的一种灌木，因其有益的特性而被广泛认可，并用于中草药。观察到给予 STZ 糖尿病大鼠 8 周的枸杞可改善视网膜视网膜电图，可能与这种草药在视网膜缺血／再灌注模型中的强抗凋亡活性有关。叶黄素的抗凋亡作用可能与这种类胡萝卜素的自噬促进作用有关，正如对暴露于细胞毒性应激的人类视网膜色素上皮 ARPE-19 和小鼠光感受器 661W 细胞的报道。

四、其他化合物

Lisosan G 处理可恢复 caspase 3 的表达，以控制氧化应激下离体小鼠视网膜移植的水平。在 STZ 糖尿病大鼠中，Lisosan G 可减少神经元死亡，并有利于视网膜功能的改善，如视网膜电图所评估。这一结果表明，Lisosan G 治疗能够保护内、外视网膜免受糖尿病引起的改变。在糖尿病视网膜病变模型中具有神经保护作用的其他化合物包括 zerumbone，其抗凋亡作用与改善糖尿病大鼠的视网膜组织学改变和减少视网膜厚度相关，以及楤木（中药材名，五加科楤木属），其保护小鼠视网膜免受糖尿病引起的视网膜厚度减少，TUNEL 标记的神经节细胞增多，活性 caspase-3 增多。最后，虽然不是直接的神经保护作用，但抗凋亡功能可归因于牛磺酸，一种在枸杞中发现的非必需游离氨基酸，据报道可抑制高糖促进的半胱氨酸蛋白酶-3 在 ARPE-19 细胞中的表达和活性。

五、氧化应激、炎症和神经退行性变之间的关系

以上提到的大多数保健品同时具有抗氧化、消炎和神经保护特性。这些能力不可能相互独立地表达。相反，证据表明它们之间有着密切联系。氧化应激和活性氧毒性可能直接导致 DNA 和蛋白质损伤，但如上所述，氧化应激也与炎症有关。氧化应激和炎症都会导致神经退行性变。在糖尿病视网膜早期用抗氧化化合物治疗可能是保护视网膜免受炎症和广泛神经退行性变进一步损害的有效方法。从这个意义上说，营养抗氧化剂可能代表了一类新的化合物，对糖尿病视网膜具有潜在治疗价值。

第五节　营养与血管变化

　　根据血管的改变，糖尿病视网膜可分为非增殖性糖尿病视网膜病变和增殖性糖尿病视网膜病变。非增殖性糖尿病视网膜病变的特征是微血管损伤，包括血视网膜屏障破坏、周细胞丢失、无细胞毛细血管、毛细血管阻塞和基底膜增厚。在增殖性糖尿病视网膜病变中，观察到新生血管生成现象并产生新的血管。由于这些血管的机械牵引作用，它们在视网膜中产生有害作用，最终导致视网膜脱离而失明。如下所述，血管内皮生长因子受体-2作为血管内皮生长因子的主要受体，在糖尿病视网膜的2个阶段都起着重要作用。

　　血视网膜屏障代表一个过滤器，允许物质从血液选择性地通过视网膜，从而调节渗透平衡、离子浓度和营养物质的运输。这些功能是建立在相邻细胞之间紧密和黏附连接的基础上。紧密连接由蛋白质组成，如闭塞素、claudin和紧密连接蛋白（ZO-1）。这些蛋白质与血视网膜屏障功能相关的主要化合物，在内皮细胞之间形成牢固的结合，并通过防止血液和神经视网膜之间物质不受控制的扩散来调节溶质和分子运输。在糖尿病视网膜病变中，氧化应激和炎症导致复杂的变化，上调细胞因子和生长因子，其中血管内皮生长因子与血视网膜屏障功能障碍关系最为密切。事实上，血管内皮生长因子上调与由血管内皮生长因子诱导的紧密连接蛋白（ZO-1和occludin）的磷酸化和下调引起的紧密连接结构的改变相关。此外，过度表达的血管内皮生长因子还诱导黏附连接蛋白VE-钙黏蛋白的磷酸化，进一步促进血视网膜屏障通透性的增加。糖尿病视网膜病变中血管内皮生长因子的上调也与细胞间黏附分子1（ICAM-1）的表达增加相关，后者反过来促进白细胞黏附和毛细血管阻塞。其他细胞因子和趋化因子与血视网膜屏障损伤有关。例如，肿瘤坏死因子-α过度表达与occludin、claudin和ZO-1表达减少有关，而IL-1β通过白细胞募集和血管活性胺组胺释放诱导屏障功能障碍。基质金属蛋白酶（MMPs）在糖尿病视网膜病变早期（MMP-2 和 MMP-9 促进视网膜毛细血管细胞凋亡）和晚期（MMP-2 和 MMP-9 通过降解细胞外基质促进新生血管形成）发挥重要作用。

非增殖性糖尿病视网膜病变的其他早期血管病变包括周细胞丢失和基底膜增厚。周细胞是位于毛细血管表面的可收缩细胞，与血管的稳定性、血流调节和血视网膜屏障形成有关。在非增殖性糖尿病视网膜病变中，周细胞丢失甚至发生在内皮损伤之前，并与 AGEs 的累积、血视网膜屏障的损伤和血管渗漏直接相关。非增殖性糖尿病视网膜病变中周细胞的凋亡也会导致微动脉瘤和无细胞毛细血管的形成。由于层粘连蛋白和Ⅳ型胶原等血管基膜化合物的增加，基底膜增厚可能导致周细胞和内皮细胞之间紧密联系的破坏，导致周细胞凋亡，而缺乏增殖控制的内皮细胞可产生新血管。

增殖性糖尿病视网膜病变的特点是新生血管与玻璃体视网膜界面的纤维化反应相结合，随后由于玻璃体积血、视网膜纤维化、牵引性视网膜脱离和新生血管性青光眼而失明。在所有血管生成调节剂中，血管内皮生长因子的研究最为广泛，为当前的抗血管生成治疗提供了基础。血管内皮生长因子通过与内皮细胞表达的血管内皮生长因子受体 2 结合，促进新生血管形成，诱导内皮细胞增殖和新生血管生成，在增殖性糖尿病视网膜病变发病机制中发挥着关键作用。

在各种糖尿病视网膜病变模型中研究了营养药物对非增殖性糖尿病视网膜病变典型微血管改变的保护作用。然而，这些模型不能模拟增殖性糖尿病视网膜病变的新生血管特征，并且在其他有利于新视网膜血管生长的实验模型（主要是患有氧诱导性视网膜病变或实验性脉络膜新生血管的啮齿动物）中发现了营养药物可能具有抗血管生成特性的证据。其他迹象表明，可能抗血管生成作用的营养品已从观察其有效性抑制内皮细胞增殖，迁移和管形成。总结了营养药物对糖尿病视网膜病变或新生血管模型中血管变化的影响。

一、非黄酮类多酚

姜黄素的血管保护作用已在体外和体内进行了测试。姜黄素治疗可防止糖诱导的血管内皮生长因子表达增加，并可防止人肾小管上皮细胞增殖。此外，姜黄素预处理可防止缺血再灌注损伤后大鼠视网膜毛细血管变性。在糖尿病啮齿动物中，姜黄素也被观察到保护周细胞免受结构退化，减少血管内皮生长因子表达、视网膜血管渗漏、基底膜增厚、血管直径和血管弯曲。最后，姜黄素被报道抑制实验性脉络膜新生血管和 HIF-α 的激活。

在缺氧的 ARPE-19 细胞中，白藜芦醇显著抑制 HIF-1α 和血管内皮生长因子通过阻断 PI3K/Akt/mTOR 信号通路和促进蛋白酶体HIF-1α 表达退化。白藜芦醇还可降低糖尿病诱导的血管内皮生长因子和 ICAM-1 表达、白细胞黏附、周细胞丢失，并防止糖尿病小鼠和大鼠视网膜中的血视网膜屏障分解和血管渗漏。此外，槲皮素提取物，含有白藜芦醇，已被证明能抑制糖尿病大鼠视网膜血管通透性和紧密连接的松动。在激光光凝诱导的实验性脉络膜新生血管小鼠中，已观察到白藜芦醇显著抑制实验性脉络膜新生血管生长，并减少以视网膜新生血管为特征的极低密度脂蛋白受体突变小鼠的视网膜新生血管病变，通过抑制血管内皮生长因子的表达以及内皮细胞的增殖和迁移。

二、黄酮类多酚

许多发生在糖尿病视网膜病变中的微血管改变和血管生成过程被不同的黄酮类化合物抑制。据报道，槲皮素可降低糖尿病大鼠视网膜中血管内皮生长因子和 MMP-9 的表达。在恒河猴脉络膜视网膜内皮细胞系 RF/6A 的实验中，槲皮素也被报道抑制血管内皮生长因子诱导的内皮细胞增殖、迁移和管形成，表明其可能有效抑制脉络膜或视网膜新生血管。

在对 db/db 小鼠的 HRECs 和视网膜的研究中发现，白杨素可改善糖尿病介导的微血管和新生血管异常。事实上，它通过增加 ZO-1 和

VE-钙黏着蛋白的表达、降低血管通透性和血管退行性来增加内皮细胞之间的稳定性。白杨素还能抑制新生血管的形成，防止新生血管丛生的发生。其作用可能是通过抑制 HIF-1α-血管内皮生长因子–血管内皮生长因子受体2轴的上调。此外，在实验大鼠模型中发现玻璃体内注射白杨素对实验性脉络膜新生血管有抑制作用。

在绿茶儿茶素中，表儿茶素没食子酸酯处理 ARPE-19 细胞可降低血管内皮生长因子、血管内皮生长因子受体2和 MMP-9 mRNA 的表达，并抑制血管内皮生长因子诱导的人视网膜微血管内皮细胞（HRMECs）的增殖、血管通透性和小管形成。此外，它还减少了血管内皮生长因子诱导的动物模型中血视网膜屏障的分解。据报道，表儿茶素可减少静脉注射 AGE 大鼠视网膜血管细胞的凋亡和 AGE 积聚。有趣的是，绿茶组分在氧诱导性视网膜病变大鼠模型中可减少新生血管生成；然而，绿茶中具有这种作用的活性成分似乎并不含有儿茶素。

已发现橙皮素在糖尿病大鼠中抑制血管内皮生长因子表达，降低血管通透性和渗漏，并恢复基底膜的正常厚度。另一种黄酮化合物，柚皮素，据报道可减弱激光诱导的大鼠实验性脉络膜新生血管，如果柚皮素与β-环糊精，提高柚皮素的水溶性。与橙皮素和柚皮素属于同一类黄酮，据描述，枇杷黄能够降低 STZ 大鼠视网膜中血管内皮生长因子、ICAM-1 和内皮型一氧化氮合酶(参与血视网膜屏障分解)的水平。

在黄芩属的几种植物中发现的黄酮苷黄芩苷和天然黄酮木樨草素，大量存在于花椰菜、胡椒、百里香和芹菜等多种植物产品中，在视网膜新生血管模型中显示出抗血管生成的特性。事实上，玻璃体腔内注射黄芩苷可抑制大鼠实验性脉络膜新生血管的生长，而玻璃体腔内注射木樨草素可抑制小鼠氧诱导性视网膜病变模型中的视网膜新生血管形成，并抑制缺氧诱导的血管内皮生长因子表达（通过抑制 HIF-1α）及血管内皮生长因子诱导的 HRMECs 迁移和管形成。与黄芩苷和木樨草素类似，脱胶素是一种异黄酮鱼藤酮的衍生物，也是一种从丝光木兰科植物中分离出来的天然杀虫剂，有效地减少了实验性脉络膜新生血管和氧诱导性视网膜病变新生血管的形成。它还被证明能抑制人脐静脉内皮细胞（HUVECs）的导管形成和鸡胚绒毛尿囊膜的体内血管生成，这与鱼藤素的抗血管生成活性一致。此外，最近还产生了抑制 HIF-1α 的鱼藤素类似物并减少氧诱导性视网膜病变模型中的体外血管生成和新生血管形成。

与上面提到的其他类黄酮一样，已观察到在传统上被称为东亚药用植物补骨脂中发现天然存在的高异黄酮化合物克马司他酮和高异黄酮在 OIR 模型中减少 CNV 和新生血管，抑制 HMREC 或 HUVEC 增殖、迁移和管形成。

查尔酮是存在于可食用植物中的天然化合物。在小鼠 OIR 模型中腹腔注射反式查尔酮已被证明可显著抑制新生血管形成和血管内皮生长因子以及 ICAM-1 上调。此外，在 CNV 和 OIR 模型中，观察到玻璃体内注射甘草根异甘草素可减轻新生血管生成，在角膜新生血管形成试验中抑制新生血管形成，在前卵子鸡胚绒毛尿囊膜试验中抑制血管内皮生长因子诱导的血管生长。

蓝莓花青素在预防微血管损伤方面非常有效。在用越橘提取物治疗的糖尿病大鼠视网膜中，血管内皮生长因子水平降低，紧密连接蛋白 claudin-5、occludin 和 ZO-1 的表达恢复，血视网膜屏障分解被阻止。

三、类胡萝卜素

最近研究表明，饮食中的叶黄素可促进激光光凝诱导的小鼠 CNV 程度的降低。当叶黄素与叶黄素一起施用时，这种效应以相加的方式增加 ω-3 长链多不饱和脂肪酸，并伴有氧化应激和炎症介质的减少。

四、皂苷

Rk1 人参皂苷是天然人参的一种衍生物，由于其强大的抗血管通透性作用，在预防血管完整性方面具有重要意义。Rk1 人参皂苷减少糖尿病小鼠视网膜血管的渗漏，在 HRMECs 中，抑制由血管内皮生长因子和其他血管活性因子（如凝血酶和组胺）引起的内皮通透性。据报道，人参皂苷 Re 对糖尿病大鼠视网膜血管损伤也有保护作用。

五、其他化合物

在 STZ 大鼠的视网膜中，Lisosan G 阻止血管内皮生长因子上调和血管内皮生长因子受体 2 刺激，如血管内皮生长因子受体 2 磷酸化减少所证明的。因此，Lisosan G 也可以抑制糖尿病引起的闭塞素和 ZO-1 表达的降低。这些作用导致了血视网膜屏障的保护，与对照 STZ 大鼠的视网膜相比，Lisosan G 治疗的 STZ 大鼠的视网膜血管渗漏显著减少。

乙酰 -11- 酮 -β-Boswellicacid（AKBA）是一种从植物 Boswellia serrata 中提取的活性成分。在小鼠 OIR 模型中发现它能有效抑制病理性新生血管形成。AKBA 抑制血管内皮生长因子表达的上调，这是 OIR 的典型特征，可能通过影响 Src 同源区域 2 含有磷酸酶 1/ 信号转导子和转录激活子 3/ 血管内皮生长因子轴的结构域。

骨赘 C.K.Schneid 蔷薇科蔷薇属植物，原产于亚洲。这种植物的乙醇提取物被称为 K24，通过抑制血管内皮生长因子的表达和降低 occludin 的下调，对年龄诱导的视网膜血管渗漏有抑制作用。此外，K24 抑制 OIR 小鼠视网膜新生血管生长。

口服姜提取物对糖尿病大鼠视网膜血管直径正常化，基底膜厚度降低。以金盏花、槲皮素、姜黄素和虫草为主要成分的姜根提取物可防止糖尿病引起的血视网膜屏障分解。给糖尿病大鼠服用根茎乙醇提取物可降低血管通透性和血管扩张，有利于紧密连接蛋白表达的增加，降低血管内皮生长因子和促炎分子表达，导致 ICAM-1 等黏附分子减少，并减轻白僵。人参皂苷与其他化合物联合使用时，也观察到了其对血管的保护作用。例如，三七可以与丹参、黄芪、宁坡等其他中药联合使用，可改善微血管病变，诱导血管内皮生长因子和 ICAM-1 表达减少，血视网膜屏障分解，并增加闭塞素表达。同样，在中药黄芪当归补血汤中加入三七总皂苷，可降低糖尿病大鼠视网膜血管内皮生长因子水平、闭塞素表达、血管通透性、白细胞阻滞症和视网膜无细胞毛细血管数量。

另一种可以减少糖尿病视网膜病变血管损伤的提取物是红浆果、银杏叶和白柳树皮的强化提取物，如上所述。事实上，除抑制肿瘤坏死因子-α 水平外，它还诱导 STZ 大鼠视网膜中血管内皮生长因子上调的减弱。

六、氧化应激、炎症、神经退行性变和血管损伤之间的关系

如上所述，营养制剂由于其抗氧化和消炎特性而显示出神经保护作用，如糖尿病视网膜病变的不同实验模型所示。这些相同的化合物或已在其他模型中证明具有抗氧化和（或）消炎特性的化合物，还可以保护视网膜免受糖尿病视网膜病变典型的血管损伤和血管增生。值得注意的是，在分析神经保护剂治疗后糖尿病视网膜病变模型中血管内皮生长因子的研究中，凋亡标记物的减少总是与血管内皮生长因子表达和（或）释放的减少有关。这些观察结果可以通过假设这些化合物也对血管内皮生长因子生物合成途径或细胞对血管内皮生长因子的反应发挥独立的调节来解释，如观察到的营养药物对血管内皮生长因子诱导的内皮细胞增殖、迁移和管形成的影响，或在视网膜新生血管形成模型中所表明的那样。然而，神经元损伤和血管反应之间存在因果关系是更可能的假设。因此，糖尿病对视网膜的影响可能包括最初的高糖诱导的氧化应激，引起炎症反应，引起神经元和其他视网膜细胞的损伤。神经元受苦会触发血管内皮生长因子的表达和释放，作为一种神经保护因子主要来自穆勒细胞。事实上，血管内皮生长因子已经认识到了神经保护的特性，但是它的长时间上调将导致微血管损伤、血视网膜屏障破坏，并且从长远来看，还会导致新生血管生成。从糖尿病的最早证据出发，假设使用营养药物将增强视网膜中的抗氧化能力，减少氧化应激和炎症，从而防止细胞死亡，减少血管内皮生长因子上调，并且不诱导血管变化。

第六节　临床研究

目前，只有少数临床研究调查可能使用的营养药物治疗糖尿病视网膜病变，其中大部分集中在类胡萝卜素。非增殖性糖尿病视网膜病变患者的随机临床试验表明，补充叶黄素 3 个月或 9 个月可提高视力和对比敏感度，而黄斑中心凹厚度减少，表明黄斑水肿减轻。在一项安慰剂对照的随机临床试验中也获得了类似的结果，该试验对传统治疗无效的糖尿病性黄斑病变患者进行了研究，在该试验中，每天服用 15 mg 番红花苷片 3 个月，可显著改善最佳矫正视力和中央黄斑厚度。此外，II 型糖尿病患者血清中非原维生素 a 类胡萝卜素（叶黄素、玉米黄素、番茄红素）与原维生素 a 类胡萝卜素的比例较高（α- 胡萝卜素，β- 胡萝卜素和 β- 隐黄素）已显示糖尿病视网膜病变风险降低 66%。此外，据报道，II 型糖尿病患者的黄斑色素（包括类胡萝卜素叶黄素和玉米黄素）的光密度低于年龄匹配的对照组，II 型糖尿病患者和糖尿病视网膜病变患者的光密度仍然较低。最后，一项对 II 型糖尿病患者补充类胡萝卜素两年后的回顾性研究表明，类胡萝卜素可能对糖尿病患者的黄斑功能有有益的影响。

除类胡萝卜素的临床研究外，也有一些论文报道了在患有糖尿病视网膜病变的患者中使用其他营养药物的情况。例如，一种标准化的植物体姜黄素混合物（Meriva®）大大提高了姜黄素的吸收，在一项研究中，38 名糖尿病患者用 Meriva® 治疗 4 周后，糖尿病微血管病变和视网膜病变有所改善。此外，最近的一项研究调查了绿茶的潜在有益作用。事实上，一项针对 II 型糖尿病患者的临床病例对照研究表明，那些在一生中至少一年内每周经常喝中国绿茶的患者，其糖尿病视网膜病变风险比不喝绿茶的患者降低了约 50%。

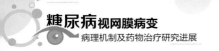

第七节　营养药物的生物利用度

　　生物利用度是一个药代动力学术语，指到达血液循环而不发生改变的生物活性化合物的部分。营养药物的生物利用度指数很重要，因为它允许计算摄入营养药物的正确剂量。因此，了解营养药物的口服生物利用度与了解其治疗潜力同等重要。植物化合物在摄入后，必须克服一系列可能改变其结构的威胁，才能进入体循环，例如胃肠道的环境以及肝脏代谢。不幸的是，许多营养药物口服生物利用度低，因此研究改善这方面是至关重要的。最近，在开发使用类似化合物、纳米制剂或纳米颗粒的新技术方面取得了重大进展，这可能会保护营养制剂免受肠道不利条件的影响。

　　姜黄素的生物利用度较差，主要原因是溶解度低、代谢快、吸收差，尽管姜黄素具有医疗功效，但限制了其临床应用。将姜黄素与金属氧化物纳米颗粒结合或封装在脂质纳米颗粒、树状大分子、纳米凝胶或聚合物纳米颗粒中，可提高姜黄素的水溶性和生物利用度，从而提高其药理作用。杯芳烃纳米组件中姜黄素的封装限制了姜黄素的降解并增加了其溶解性，增强了化合物在体内和体外模型中对抗氧化剂和消炎标记物的作用。使用包含 Pluronic-F127 稳定的不同纳米载体配方获得了类似的结果：α- 生育酚聚乙二醇 1000 琥珀酸纳米粒。最近的一项研究表明，在不同的姜黄素制剂中，只有含有亲水性载体的制剂才能在兔视网膜中提供治疗水平的姜黄素。

　　白藜芦醇与姜黄素相似，由于其水溶性低、光稳定性差，口服生物利用度低，药代动力学特性差，影响了其巨大的应用潜力。事实上，如药代动力学研究所示，口服给药后未代谢的白藜芦醇的水平由于其较高的肠道和肝脏代谢而降低到 1% 左右。为了解决这个问题，不同的白藜芦醇纳米制剂已被测试，包括脂质体，固体脂质纳米粒，聚合物纳米粒，环糊精。这些替代给药方法的使用产生了不同的优势，因为它们提高了溶解度、生物利用度和物理化学稳定性，并有利于药物的控制释放。白藜芦醇类似物的使用可能是管理这种营养的另一种替代选择。白藜芦醇及其类似物 perolstilbene 在大鼠体内的药代动力学分析表明，perolstilbene 的生物利用度为 80%，白藜芦醇的生物利用度为 20%。最近发表了白藜芦醇口服给药系统综述。

纳米粒也可用于提高表没食子儿茶素没食子酸酯的生物利用度，这是另一种具有低溶解度和稳定性的营养制剂。不同的纳米系统被用于表没食子儿茶素没食子酸盐的递送，包括脂质体、金纳米颗粒、无机纳米载体、脂质以及聚合物纳米颗粒。

最近的一项研究表明，口服营养药物的分布可能因组织类型的不同而有很大差异。事实上，在一项初步研究中，1 只恒河猴单次口服给药后，在多种组织中检测到了 13C 叶黄素，但在视网膜中没有检测到。将叶黄素包封到透明质酸包裹的 PLGA 纳米粒中，可以有效地结合 ARPE-19 细胞并改善叶黄素的物理化学性质，从而改善叶黄素向眼部组织的输送。

第八节　结论

对糖尿病视网膜病变相关模型中使用营养药物产生的影响的综述表明，糖尿病视网膜病变中的所有病理状况，包括氧化应激、炎症、神经退行性变和血管病变，都可以通过许多这些天然化合物得到缓解。有证据表明，糖尿病通过不同途径引起的氧化应激可能会促进炎症并导致神经退行性变。反过来，神经元受苦会触发血管内皮生长因子上调，导致随后的血管损伤。因此，如果在神经元和血管损伤之前建立抗氧化防御系统，似乎可以减少随后的病理变化。在饮食中持续补充营养药物可以提供足够的抗氧化能力，以营养药物为基础的方法可能是最有效、经济和可持续的治疗方法，以限制甚至预防糖尿病视网膜病变的发展。

　　尽管有这种诱人的前景，然而，临床研究检查的真正潜力的营养品，以改善糖尿病视网膜病变仍然是非常有限的数量。这可能因为目前还不完全清楚是否应该测试营养药物来治疗或预防糖尿病视网膜病变。本综述中报告的证据使我们假设了一系列可以通过营养药物预防的事件；一旦这种疾病被确诊，营养药物治疗可能就没有那么有效了。当调查营养药物的预防价值时，临床研究可能更难组织，需要相当长的时间。

　　限制临床研究的另一个原因可能是大多数营养药物的生物利用度较差。只要没有有效的给药方法使营养药物在视网膜发挥重要的生物学作用，就很难设计有意义的临床研究。研究主要基于纳米制剂的新的营养药物递送策略的研究是最近才出现的（它们出现在过去十年中），并且希望在不久的将来新的研究可以填补这一空白并促进新的营养药物临床试验。

第十二章

糖尿病视网膜病变的预防和护理

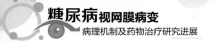

第一节　糖尿病视网膜病变的预防

糖尿病患者眼部并发症是常见的，其中最常见的是糖尿病性视网膜病变及白内障。长期控制不好的糖尿病患者，随着病程的延长，几乎 100% 都会出现视网膜病变。糖尿病患者比非糖尿病患者失明者多25 倍。目前糖尿病性视网膜病变已成为四大主要致盲疾病之一。因此糖尿病患者应采取下列措施保护眼睛。

1. 积极有效地控制糖尿病，使血糖降至正常或接近正常。

2. 积极治疗高血压。高血压促使糖尿病视网膜病变的发生，且加速其发展。

3. 早期发现眼部并发症。在下列情况下应做眼部全面检查：①在确诊糖尿病时就要全面检查眼部，包括测视力、测眼压、查眼底，以后每年复查一次，已有视网膜病变者，应每年复查数次；②糖尿病妇女在计划怀孕前 12 个月内及确定怀孕时应查眼底，以后按照医师要求定期复查；③眼压增高，视力下降，已发现视网膜病变，不能解释的眼部症状，增殖性视网膜病变黄斑水肿，都要请眼科医师全面检查。

4. 及时治疗。早期视网膜病变除有效地控制血糖及血压外，采用中医药辨证治疗确有一定作用，出现增殖性视网膜病变及黄斑水肿时可采用激光治疗，出现白内障时需手术治疗。

第二节　糖尿病视网膜病变的护理

一、控制血糖

控制血糖是治疗糖尿病视网膜病变的关键，使眼底病变经过光凝和导升明治疗，新病变不存在。如血糖再升高，可能在视网膜其他部位，特别是黄斑部位，又产生新病变、黄斑水肿，仍然会造成视力进一步恶化，只有适当的控制血糖，让血糖不再高涨才能稳定眼底的病变，选用中药调节血糖，才能不施加给眼部压力，纯中药制剂能缓解病痛，并从根底治疗糖尿病。

二、控制血压

高血压是早期视网膜病变的重要危险因素，对高血压的糖尿病患者，应特别注意，积极将血压控制在正常范围。

三、控制血脂

视网膜渗出的快速发生往往合并总胆固醇、低密度脂蛋白和三酰甘油的增高，所以要想预防视网膜病变的发生，也要积极地控制好血脂问题。

四、低脂低盐高蛋白饮食

多食植物油，可以减少"硬性渗出"并对改善糖尿病性视网膜病变有利。对肥胖型糖尿病患者，还要控制总热量，降低体重。

五、避免剧烈运动

有视网膜病变时要避免剧烈运动，否则容易引起眼底出血，加重视网膜病变。

六、定期进行眼底检查

本病早期临床症状不明显，易漏诊。对病程较长的糖尿病患者，不论有无视力减退，都应借助眼底镜、裂隙灯、三面镜等仪器检查眼底，这是早期发现本病的最好方法。

参考文献

[1] WILLERMAIN F,LIBERT S,MOTULSKY E,et al.Origins and consequences of hyperosmolar stress in retinal pigmented epithelial cells[J].Front Physiol,2014(5):199.

[2] VECINO E,RODRIGUEZ F D,RUZAFA N,et al.Glia-neuron interactions in the mammalian retina[J].Prog Retin Eye Res,2015(28): 1-40.

[3] TRISHNEE,BHUROSY,RAJESH,et al.Overweight and obesity epidemic in developing countries:a problem with diet,physical activity,or socioeconomic status?[J].ScientificWorld J,2014,2014(2014):964236.

[4] CHEN R,OVBIAGELE B,FENG W.Diabetes and stroke:epidemiology, pathophysiology,pharmaceuticals and outcomes[J].Am J Med Sci,2016, 351(4):380-386.

[5] LEE R,WONG T Y,SABANAYAGAM C.Epidemiology of diabetic retinopathy,diabetic macular edema and related vision loss[J].Eye Vis, 2015,2(1):17.

[6] JAVERIA A,MUHAMMAD S,MUSSARAT Y.A review on recent developments for detection of diabetic retinopathy[J].Scientifica, 2016,9(29):1-20.

[7] BORJA C,SANTIAGO D,OLGA G,et al.Update on diagnosis and treatment of diabetic retinopathy:a consensus guideline of the working group of ocular health(spanish society of diabetes and spanish vitreous and retina society)[J].J Ophthalmol,2017,6(14):8234186.

[8] GRAY E J,GARDNER T W.Retinal failure in diabetes:a feature of retinal sensory neuropathy[J].Curr Diab Rep,2015,15(12):107.

[9] STEINLE J J.Retinal endothelial cell apoptosis[J].Apoptosis,2012, 17(12):1258.

[10] FU X,GENS J S,GLAZIER J A,et al.Progression of diabetic capillary occlusion:a model[J].PLoS Comput Biol,2016,12(6):1004932.

[11] PENN J S,MADAN A,CALDWELL R B,et al.Vascular endothelial growth factor in eye disease[J].Prog Retin Eye Res,2008,27(4):331-371.

[12] AUNG M H,PARK H N,HAN M K,et al.Dopamine deficiency contributes to early visual dysfunction in a rodent model of type 1 diabetes[J].J Neuro sci,2014,34(3):726-736.

[13] T S D' CRUZ,WEIBLEY B N,KIMBALL S R,et al.Post-translational processing of synaptophysin in the rat retina is disrupted by diabetes[J].Plos One,2012,7(9):e44711.

[14] BARBER A J,GARDNER T W,ABCOUWER S F.The significance of vascular and neural apoptosis to the pathology of diabetic retinopathy[J].Invest Ophthalmol Vis Sci,2011,52(2):1156.

[15] SIMÓ R,HERNÁNDEZ C.Neurodegeneration in the diabetic eye:new insights and therapeutic perspectives[J].Trends Endocrinol Metab, 2014,25(1):23-33.

[16] KARLSTETTER M,SCHOLZ R,RUTAR M,et al.Retinal microglia: just bystander or target for therapy?[J].Prog Retin Eye Res,2015 (45):30-57.

[17] TREMOLADA G,TURCO C D,LATTANZIO R,et al.The role of angiogenesis in the development of proliferative diabetic retinopathy: impact of intravitreal anti-VEGF treatment[J].Exp Diabetes Res,2012(2012):728325.

[18] BRINGMANN A,WIEDEMANN P.Müller glial cells in retinal disease[J].Ophthalmologica,2011,227(1):1-19.

[19] LE,YUN-ZHENG.VEGF production and signaling in Müller glia are critical to modulating vascular function and neuronal integrity in

diabetic retinopathy and hypoxic retinal vascular diseases[J].Vision Res,2017(139):108-114.

[20] WANG J J,ZHU M,LE Y Z.Functions of Müller cell-derived vascular endothelial growth factor in diabetic retinopathy[J].World J Diabetes,2015(6):726-733.

[21] NINA,MARIE,RZECHORZEK,et al.Hypothermic preconditioning of human cortical neurons requires proteostatic priming[J]. EBioMedicine,2015,2(6):528-535.

[22] ELENA R,MIKHAIL S.Current insights into the molecular mechanisms of hypoxic pre- and postconditioning using hypobaric hypoxia[J].Front Neurosci,2015(9):388.

[23] STETLER R A,LEAK R K,GAN Y,et al.Preconditioning provides neuroprotection in models of CNS disease:paradigms and clinical significance[J].Prog Neurobiol,2014(114):58-83.

[24] ASMAA A,SUSAN W.Hypoxic conditioning in blood vessels and smooth muscle tissues:effects on function, mechanisms, and unknowns[J].Am J Physiol Heart Circ Physiol,2018(315):756-770.

[25] KORMOS V, GASZNER B.Role of neuropeptides in anxiety,stress, and depression:From animals to humans[J].Neuropeptides,2013, 47(6):401-419.

[26] WANG Y,WANG M,YIN S,et al.NeuroPep: a comprehensive resource of neuropeptides[J].Database,2015,4(29):38.

[27] ERMELINDO C,LEAL,EUGÉNIA C,et al.Substance P promotes wound healing in diabetes by modulating inflammation and macrophage phenotype[J].Am J Pathol,2015,185(6):1638-1648.

[28] KIM K T,KIM H J,CHO D C,et al.Substance P stimulates proliferation of spinal neural stem cells in spinal cord injury via the mitogen-activated protein kinase signaling pathway[J].Spine J,2015,15(9):2055-

2065.

[29] SHAIK-DASTHAGIRISAHEB Y B,VARVARA G,MURMURA G,et al.Vascular endothelial growth factor(VEGF),mast cells and inflammation[J].Int J Immunopathol Pharmacol,2013,26(2):325-327.

[30] SUVAS,SUSMIT.Role of substance P neuropeptide in inflammation,wound healing,and tissue homeostasis[J].J Immunol, 2017,199(5):1543-1552.

[31] MCCALLUM R W,REBECCA S,SHOWKAT A M.Mo1076-decreased level of neuropeptide Y is associated with the pathogenesis of gastroparesis in male diabetic rats[J].Gastroenterology,2018, 154(6):691.

[32] SANTOS-CARVALHO A,ÁLVARO,ANA RITA,MARTINS J,et al. Emerging novel roles of neuropeptide Y in the retina:from neuromodulation to neuroprotection[J].Prog Neurobiol,2013, 112(1):70-79.

[33] MARTIN,NENTWICH,MICHAEL,et al.Diabetic retinopathyocular complications of diabetes mellitus.[J].World J Diabetes,2015,6(3):489-499.

[34] BABAPOOR-FARROKHRAN S,JEE K,PUCHNER B,et al. Angiopoietin-like 4 is a potent angiogenic factor and a novel therapeutic target for patients with proliferative diabetic retinopathy[J]. Proc Natl Acad Sci USA,2015,112(23):3030-3039.

[35] KAST B,SCHORI C,GWRIMM C.Hypoxic preconditioning protects photoreceptors against light damage independently of hypoxia inducible transcription factors in rods[J].Exp Eye Res,2016(146): 60-71.

[36] ROTH S,DREIXLER J C,MATHEW B,et al.Hypoxic-preconditioned bone marrow stem cell medium significantly improves outcome after

retinal ischemia in rats[J].Invest Ophthalmol Vis Sci,2016,57(7): 3522-3532.

[37] LAUKKA T,MARIANI C J,IHANTOLA T,et al.Fumarate and succinate regulate expression of hypoxia-inducible genes via TET enzymes[J].J Biol Chem,2015,291(8):4256-4265.

[38] KAUR C,RATHNASAMY G,FOULDS W S,et al.Cellular and molecular mechanisms of retinal ganglion cell death in hypoxic-ischemic injuries[J].J Neuroimmune Pharmacol,2016,57(7):3522-3532.

[39] LAHA B,STAFFORD B K,HUBERMAN A D.Regenerating optic pathways from the eye to the brain[J].Science,2017,356(6342): 1031-1034.

[40] MASHAGHI A,MARMALIDOU A,TEHRANI M,et al.Neuropeptide substance P and the immune response[J].Cell Mol Life Sci,2016, 73(22):4249-4264.

[41] D'ALESSANDRO A,D CERVIA,CATALANI E,et al.Protective effects of the neuropeptides PACAP,substance P and the somatostatin analogue octreotide in retinal ischemia:a metabolomic analysis[J].Mol Biosyst,2014,10(6):1290-1304.

[42] HONG H S,KIM S, NAM S, et al. Effect of substance P on recovery from laser-induced retinal degeneration[J]. Wound Repair Regen, 2015, 23(2):268-277.

[43] GARDNER T W, DAVILA J R. The neurovascular unit and the pathophysiologic basis of diabetic retinopathy[J]. Wound Repair Regen, 2017, 255(1):1-6.

[44] CHAWLA,AASTHA,RAJEEV,et al.Microvasular and macrovascular complications in diabetes mellitus: distinct or continuum?[J].Indian J Endocrinol Metab,2016,20(4):546-551.

[45] KERSTIN,NOWOTNY,TOBIAS,et al.Advanced glycation end

products and oxidative stress in type 2 diabetes mellitus.[J]. Biomolecules,2015,5(1):194-222.

[46] CROMER W E,ZAWIEJA S D,THARAKAN B,et al.The effects of inflammatory cytokines on lymphatic endothelial barrier function[J]. Angiogenesis,2014,17(2):395-406.

[47] JO D H,AN H,CHANG D J,et al.Hypoxia-mediated retinal neovascularization and vascular leakage in diabetic retina is suppressed by HIF-1αdestabilization by SH-1242 and SH-1280,novel hsp90 inhibitors[J].J Mol Med (Berl),2014,92(10):1083-1092.

[48] YAFAI Y,EICHLER W,IANDIEV I,et al.Thrombospondin-1 is produced by retinal glial cells and inhibits the growth of vascular endothelial cells[J].Ophthalmic Res,2014,52(2):81-88.

[49] NOMA H,YASUDA K,SHIMURA M.Cytokines and the pathogenesis of macular edema in branch retinal vein occlusion[J].J Ophthalmol, 2019,2019(3):1-9.

[50] AL-KHARASHIV A S.Role of oxidative stress,inflammation,hypoxia and angiogenesis in the development of diabetic retinopathy[J].Saudi J Ophthalmol,2018,32(4):318-323.

[51] SONI S,PADWAD Y S.HIF-1 in cancer therapy:two decade long story of a transcription factor[J].Acta Oncol,2017,56(4):503-515.

[52] LI S,HAF EE Z A,NOORULLA F,et al.Preconditioning in neuroprotection:from hypoxia to ischemia[J].Prog Neurobiol,2017, 109(157):79-91.

[53] JOSEPH,F ARBOLEDA-VELASQUEZ,CAMMI,et al.From pathobiology to the targeting of pericytes for the treatment of diabetic retinopathy[J].Curr Diab Rep,2015,15(2):5.

[54] FALAVARJANI K G,NGUYEN Q D.Adverse events and complications associated with intravitreal injection of anti-VEGF agents:a review of

literature[J].Eye,2013,27(7):787-794.

[55] LUO Z,WU F,XUE E,et al.Hypoxia preconditioning promotes bone marrow mesenchymal stem cells survival by inducing HIF-1α in injured neuronal cells derived exosomes culture system[J],Cell Death Dis,2019,10(2):134.

[56] MOULIN TA,ADJEI BOAKYE E,WIRTH LS,et al.Yearly treatment patterns for patients with recently diagnosed diabetic macular edema[J].Ophthalmol Retina,2019,3(4):362-370.

[57] FOURMAUX E,LECLEIRECOLLET A,DOT C,et al.Real-world outcomes with ranibizumab 0.5 mg in tapan behl, anita kotwani. Chinese herbal drugs for the treatment of diabetic retinopathy[J].J Pharm Pharmacol,2017 Mar,69(3):223-235.

[58] LIAN F,WU L,JIAXING T,et al.The effectiveness and safety of a Danshen-containing Chinese herbal medicine for diabetic retinopathy:a randomized, doubleblind,placebo-controlled multicenter clinical trial[J].J Ethnopharmacol 2015(64):71-77.

[59] ISAH T.RETHINKING GINKGO BILOBA L:Medicinal uses and conservation[J].Pharmacognosy Reviews,2015,9(18):140-148.

[60] KIM E J,LIN W V,RODRIGUEZ S M,et al.Treatment of Diabetic Macular Edema[J].Current Diabetes Reports,2019,19(9):68.

[61] BROWNING D J,STEWART M W,CHONG L.Diabetic macular edema:evidence-based management[J].Indian J Ophthalmol,2018,66 (12):1736-1750.

[62] CEM M,SABANER,MUSTAFA,et al.Effect of intravitreal aflibercept treatment on retinal vessel parameters in diabetic macular oedema:arteriolar vasoconstriction[J].Cutan Ocul Toxicol,2019, 38(3):267-273.

[63] STRZELECKI D,KALUZYŃSKA O,SZYBURSKA J,et al.MMP-9

serum levels in schizophrenic patients during treatment augmentation with sarcosine(results of the PULSAR study)[J].Int J Mol Sci,2016, 242(7):54-60.

[64] MOULIN TA,ADJEI BOAKYE E,WIRTH LS,et al.Yearly Treatment Patterns for Patients with Recently Diagnosed Diabetic Macular Edema[J].Ophthalmol Retina,2019,3(4):362-370.

[65] MASSIN P,CREUZOT -GARCHER C,KODJIKIAN L,et al.Real - World Outcomes with Ranibizumab 0.5 mg in Tapan Behl,Anita Kotwani.Chinese herbal drugs for the treatment of diabetic retinopathy[J].J Pharm Pharmacol,2017,69(3):223-235.

[66] LIAN F.The effectiveness and safety of a Danshen-containing Chinese herbal medicine for diabetic retinopathy:a randomized, doubleblind,placebo-controlled multicenter clinical trial[J].J Ethnopharmacol,2015(64):71-77.

[67] ISAH T.RETHINKING GINKGO BILOBA L.medicinal uses and onservation[J].Pharmacogn Rev,2015(9):140-148.

[68] OH JH et al.Effects of Ginkgo biloba extract on cultured human retinal pigment epithelial cells under chemical hypoxia[J].Curr Eye Res,2013(38):1072-1082.

[69] KIM EJ,LIN WV,RODRIGUEZ SM,et al.Treatment of Diabetic Macular Edema[J].Curr Diab Rep,2019,19(9):68.

[70] BROWNING DJ,STEWART MW.Diabetic macular edema: Evidence-based management[J].Indian J Ophthalmol(Poona City),2018,66(12):1736-1750.

[71] SABANER MC,DO AN M.Effect of intravitreal aflibercept treatment on retinal vessel parameters in diabetic macular edema: Arteriolar vasoconstriction[J].Cutan Ocul Toxicol,2019,38(3):267-273.

[72] SARKAR J,NANDY SK,CHOWDHURY A,et al.Inhibition of MMP-9

by green tea catechins and prediction of their interaction by molecular docking analysis[J].Biomed Pharmacother,2016,84:340-347.

[73] STRZELECKI D,KALUZYŃSKA O,SZYBURSKA J,et al.MMP-9 serum levels in schizophrenic patients during treatment augmentation with sarcosine(Results of the PULSAR Study)[J].Int J Mol Sci,2016, 242(7):54-60.

彩 插

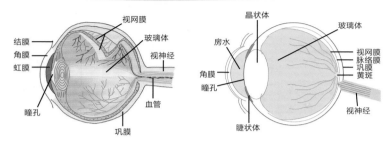

图 1-1-1　人眼结构

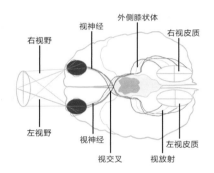

图 1-1-2　神经传导的神经通路

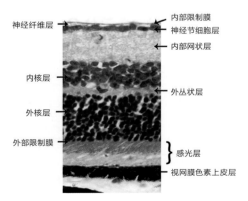

图 1-2-1　视网膜

来源：WILLERMAIN F, LIBERT S , MOTULSKY E , et al. Origins and consequences of hyperosmolar stress in retinal pigmented epithelial cells[J]. Front Physiol, 2014, 5(30):199.

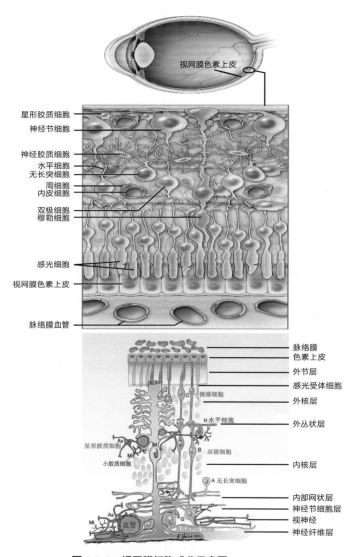

图 1-2-2　视网膜细胞成分示意图

来源：ELENA VECINO, F DAVID RODRIGUEZ, NOELIA RUZAFA,et al.Glia-neuron interactions in the mammalian retina[J].Prog Retin Eye Res, 2016,3(51):1-40.

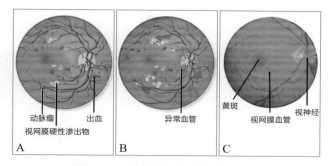

动脉瘤　　　　出血

视网膜硬性渗出物　　　异常血管　　　　　黄斑

视网膜血管　　视神经

图 2-2-1　糖尿病视网膜功能障碍的进展

来源: GRAY E J, GARDNER T W. Retinal Failure in diabetes: a feature of retinal sensory neuropathy[J]. Current Diabetes Reports, 2015, 15(12):107.

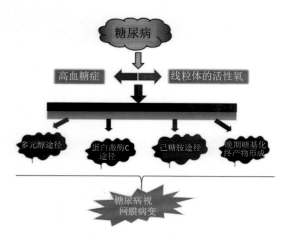

糖尿病

高血糖症　　　　线粒体的活性氧

多元醇途径　　蛋白激酶C途径　　己糖胺途径　　晚期糖基化终产物形成

糖尿病视网膜病变

图 2-3-1　4 条与糖尿病视网膜病变相关的主要路径

来源: SAFI S Z, QVIST R, KUMAR S,et al.Molecular mechanisms of diabetic retinopathy, general preventive strategies, and novel therapeutic targets[J]. Biomed Res Int, 2014(2014):801269.

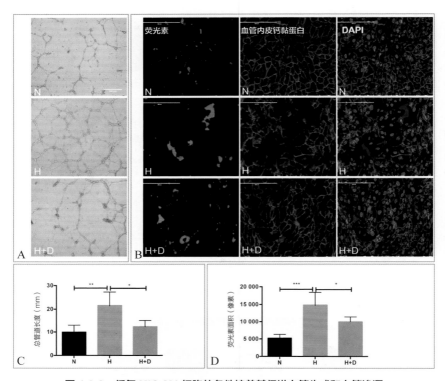

图 4-2-2　低氧 MIO-M1 细胞的条件培养基促进血管生成和血管渗漏

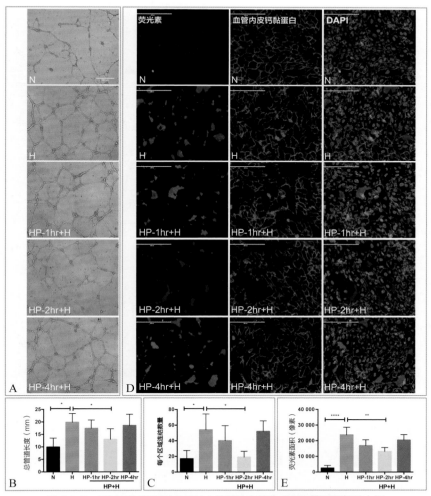

图 4-2-5　低氧预处理降低了 HIF-1 依赖性血管生成和血管通透性的上调

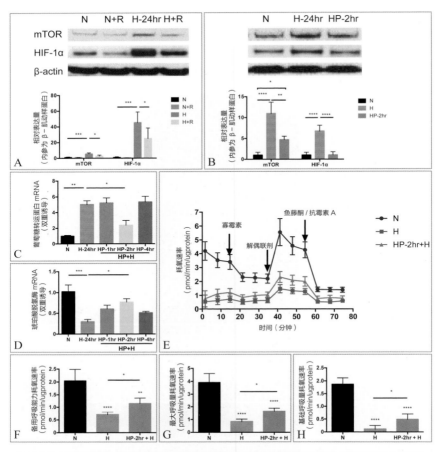

图 4-2-6 低氧预处理通过调节 mTOR 和减少 MIO-M1 细胞的糖酵解来抑制 HIF-1α 活化

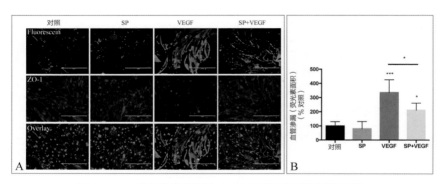

图 6-2-2 P 物质在体外抑制 VEGF 诱导的视网膜血管通透性

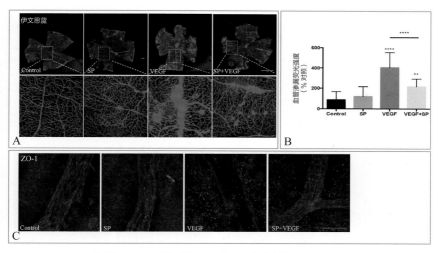

图 6-2-3 P 物质可防止小鼠视网膜中的血管渗漏

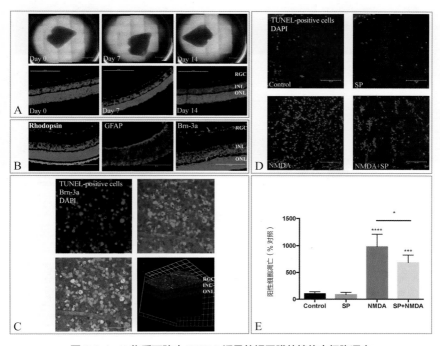

图 6-2-4 P 物质可防止 NMDA 诱导的视网膜外植体中细胞凋亡

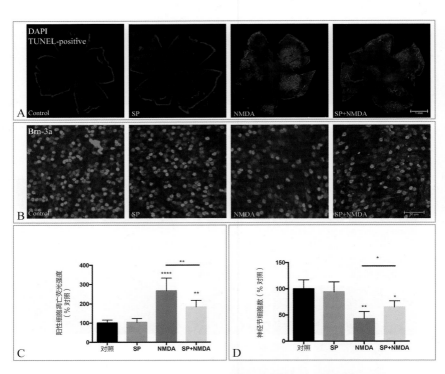

图 6-2-5 P 物质可保护 NMDA 诱导的鼠视网膜中神经元细胞凋亡

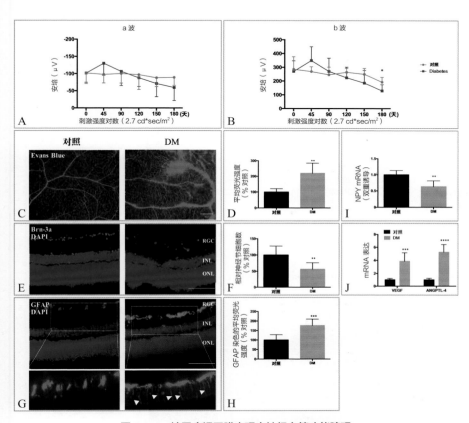

图 7-3-1　糖尿病视网膜表现出神经血管功能障碍

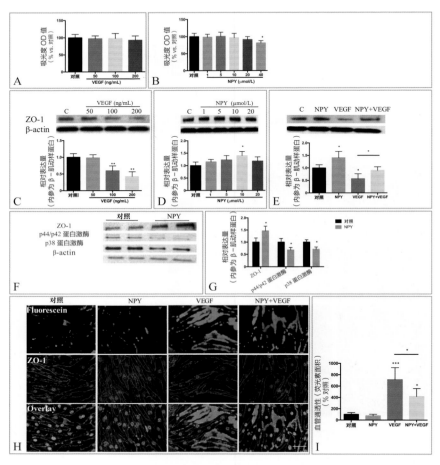

图 7-3-2　NPY 通过 MAPK 调节视网膜内皮的紧密连接

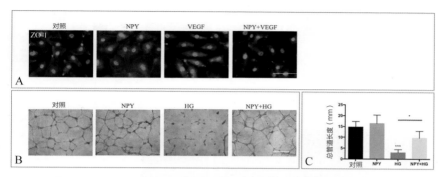

图 7-3-3 NPY 在 VEGF 诱导的通透性作用下可在体外稳定 ZO-1 表达

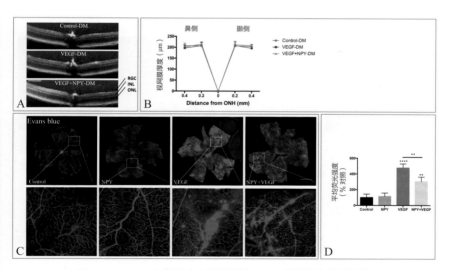

图 7-3-4 NPY 在糖尿病小鼠中抑制 VEGF 诱导的血管通透性

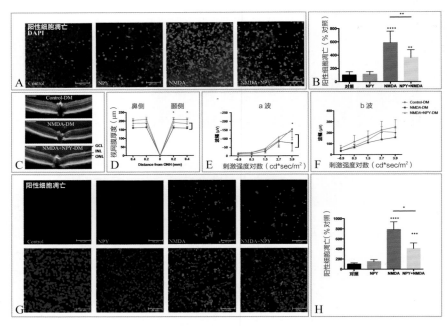

图 7-3-5 NPY 对 NMDA 诱导的 RGC 细胞凋亡具有保护作用

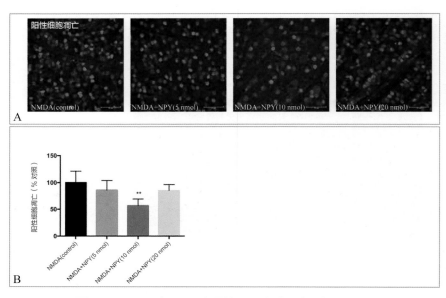

图 7-3-6 NPY 对 NMDA 诱导的 RGC 细胞凋亡具有保护作用